LES

MALADIES DE LA MÉMOIRE

ESSAI SUR LES HYPERMNÉSIES

PAR

Le Docteur Albert GUILLON

MÉDECIN DE LA MARINE

« *Multa renascuntur quæ jam cecidere* »

PARIS
LIBRAIRIE J.-B. BAILLIÈRE & FILS
19 — Rue Hautefeuille — 19

1897

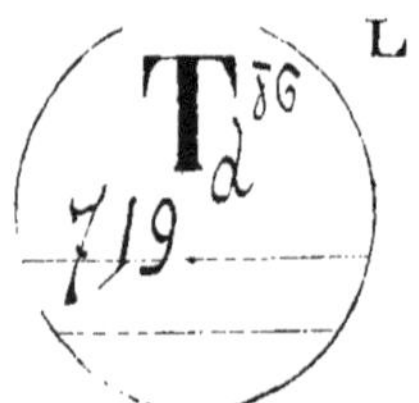

LES

MALADIES DE LA MÉMOIRE

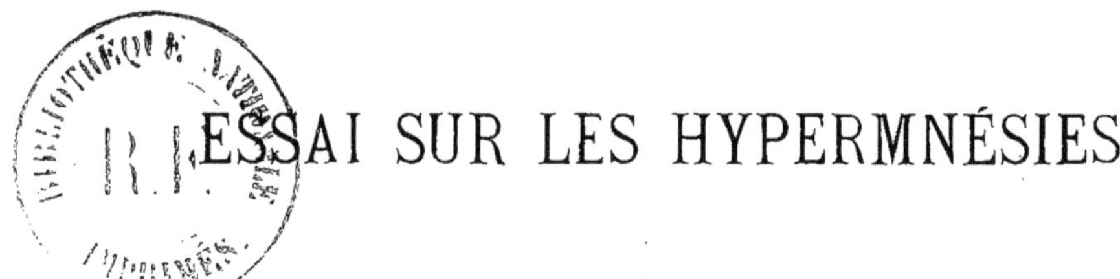

ESSAI SUR LES HYPERMNÉSIES

PAR

Le Docteur Albert GUILLON

MÉDECIN DE LA MARINE

« *Multa renascuntur quæ jam cecidere* »

PARIS
LIBRAIRIE J.-B. BAILLIÈRE & FILS
19 — Rue Hautefeuille — 19

1897

AU LECTEUR

Lire, page 18, dernière ligne, *perçues* au lieu de *conçues*.

Lire *Abercrombie* au lieu d'*Abercombrie* partout où se trouve cité cet auteur.

Lire page 51 *Cornificius* au lieu de *Cornifigus*.

INTRODUCTION

L'ouvrage que nous publions aujourd'hui n'est autre que notre thèse de doctorat soutenue dernièrement devant la Faculté de médecine de Bordeaux.

Aucune étude d'ensemble n'a encore été faite sur les hypermnésies [1]. Notre travail aura donc au moins le mérite de la nouveauté. Nous n'avons pas du reste voulu faire une œuvre essentiellement personnelle, fruit d'une expérience que nous ne pouvons posséder : c'est un essai de mise au point d'une question intéressante mais quelque peu délaissée sur laquelle nous désirons appeler l'attention des psychologues et des médecins.

On nous accusera peut-être de rééditer plus d'une vieille histoire. Ce que nous venons de dire montre que l'objection ne nous embarrasse point. Nous apportons toutefois quelques faits nouveaux; pour ce qui est des autres, nous espérons leur avoir donné un regain de jeunesse par notre manière de les présenter; c'est un plat connu accommodé à une sauce nouvelle.

[1] Nous devons pourtant signaler une thèse de doctorat en médecine présentée à la Faculté de médecine de Paris, en 1840. Ce travail a pour titre : *De l'hypermnésie ou de l'exaltation de la mémoire*. Mais l'auteur, M. Blandet, donne au mot hypermnésie un sens très large que personne ne lui a accordé ni avant ni après lui. Il décrit en effet sous ce nom des états connus aujourd'hui dans la science et qu'on appelle : idées fixes, obsessions, phobies, etc. Il y a plutôt là, pourrait-on dire, hypertrophie d'une idée qu'exaltation de la mémoire.

Mais maintenant qu'on a fait, à juste titre, de la psychologie une science positive, il importe que quelqu'un vienne après nous entreprendre sur le même sujet une étude plus scientifique, plus rigoureuse que la nôtre. C'est à ce continuateur inconnu que nous avons pensé, cherchant à lui épargner l'historique d'une question si complexe, à lui éviter les longues recherches décevantes dans les vieux livres. Ce sera à lui, travailleur nouveau, d'apporter des faits nouveaux.

Nous avons cru devoir faire précéder l'étude des hypermnésies d'un premier chapitre de généralités sur la mémoire et ses maladies qui pourra paraître superflu : notre excuse est dans le désir que nous avons eu de donner un résumé aussi exact que possible de l'état actuel de nos connaissances touchant un point spécial de physiologie et de pathologie mentales et aussi dans notre essai de classification des troubles mnésiques.

Il nous reste maintenant un devoir bien doux à accomplir : celui de remercier tous ceux qui ont bien voulu nous fournir des documents nouveaux ou même seulement témoigner quelque intérêt à l'œuvre entreprise. Nous adressons donc nos plus sincères remerciments à M. Chabrier, professeur de philosophie au lycée de Tours, à M. le docteur Le Dantec, professeur agrégé à la Faculté de médecine de Bordeaux, à M. le docteur Laurent, médecin de la marine, et à MM. les docteurs Arnaud, Fournier, Pichez, Sollier et Tissié.

Nous dédions enfin notre travail à nos deux maîtres éminents, M. le professeur Pitres, doyen de la Faculté de médecine de Bordeaux, M. le docteur Régis, chargé du cours de Médecine Mentale à la même Faculté. Si le lecteur trouve quelque mérite à cet ouvrage, nous le prions de leur en rapporter tout l'honneur; ce sera un faible acompte sur la dette de reconnaissance que nous avons contractée envers eux.

CHAPITRE PREMIER

La mémoire. – Son fonctionnement à l'état normal. — Ses troubles.

Sommaire : Rôle de la mémoire dans l'intelligence humaine; son importance dans les civilisations antiques. - Etymologie du mot *mémoire*. — Ce qu'il faut entendre aujourd'hui par ce mot: définitions diverses. — Images et sensations; le rôle de la mémoire est de ramener les images à la conscience — Analyse de la mémoire normale; fixation des images, conservation des images, rappel des images, localisation dans le passé. — Fixation des images; nécessité de faire entrer ce temps dans l'analyse de la mémoire; mémoire de fixation et mémoire de reproduction. Lois de la fixation des images. — Conservation des images; diverses théories proposées: bases statiques et bases dynamiques de la mémoire. — Principe de la conservation de l'énergie. La cellule cérébrale considérée comme accumulateur d'énergie. — Lois de la conservation des images. Rappel des images; processus psychologique et processus physiologique. — Localisation des images dans le passé; mécanisme complexe de cette localisation. — Résumé de l'analyse du fonctionnement de la mémoire; définition proposée. — La mémoire n'est pas une entité; le mot mémoire est une expression commode pour désigner des faits complexes; diversité de la mémoire. Théorie de Gall. — Analyse d'un fait de mémoire; types auditifs, visuels, moteurs et indifférents. Problème de la diversité des mémoires. — Qualité de la mémoire. - Hérédité de la mémoire. — Conditions de la mémoire normale. - Défauts de la mémoire. — Troubles de la mémoire. — Classifications médicales et psychologiques. Essai de classification nouvelle. — Localisation de la mémoire.

« La mémoire[1], a dit Pascal, est nécessaire pour toutes les opérations de l'esprit [2] ». Elle est en effet la propriété fondamentale de l'intelligence humaine, « la condition nécessaire de tout jugement, de tout raisonnement, de toute comparaison. Sans elle il n'y aurait pas d'éducation possible, par conséquent pas de perfectibilité. Son abolition suspendrait toutes les opérations intellectuelles [3]. »

Aux époques les plus reculées des civilisations antiques, avant l'invention de l'écriture, la mémoire, jouant un rôle prépondérant dans la conservation et la transmission des rites et de l'histoire, était assimilée à la pensée. C'est du moins ce que semble nous prouver l'étymologie primitive du mot mémoire : « La grande racine *man* signifie se souvenir aussi bien que penser ; et le dérivé sanscrit *mati* désigne à la fois la mémoire et l'intelligence ». Aujourd'hui les psychologues donnent à ce mot un sens plus restreint en rapport avec la place et le rôle qu'ils assignent à la mémoire dans l'intelligence humaine.

Pour Littré, la mémoire est « *la faculté de rappeler les idées et les notions des objets qui ont produit des sensations* ». A cette définition, excellente en soi, mais qui a le tort de

(1) Nous avons en vue uniquement la *mémoire psychique*, laquelle, ainsi que l'a si bien démontré M. Ribot, n'est « qu'un cas particulier de la mémoire biologique ». Nous nous associons pleinement aux conclusions de l'éminent directeur de la *Revue philosophique*. La mémoire est donc pour nous, avant tout, une manifestation spéciale de la grande loi de l'habitude ; loi fondamentale qui veut que *tout être modifié dans son état, quels que soient l'agent et la nature de la modification, persiste plus ou moins dans cette modification*.

On rencontre, en effet, des analogies, assez lointaines toutefois, de la mémoire, dans le monde des objets inanimés et dans le monde végétal. Mais il faut arriver à l'animal pour trouver dans l'étude des mouvements, *des actions automatiques secondaires*, des faits certains de mémoire organique. La mémoire psychologique n'est donc que « le dernier terme d'une longue évolution, et comme une efflorescence dont les racines plongent bien avant dans la vie organique ; en un mot, la mémoire est, *par essence, un fait biologique, par accident, un fait psychologique*. » (Ribot, *Maladies de la mémoire*.)

(2) Pascal, *Pensées*, (XXV-11).

(3) Pitres, *Leçons cliniques sur l'hystérie*, t. II, p. 193.

faire intervenir le mot faculté si sujet à équivoque, nous substituerons la suivante, proposée par notre maître, le professeur Pitres, dans le cours de ses belles leçons sur les APHASIES AMNÉSIQUES : « *La mémoire, c'est la fonction psychique, par laquelle les images des sensations antérieurement perçues sont rappelées à la conscience* ». Nous ne préjugeons rien ainsi sur la nature de la mémoire et nous nous bornons à définir son rôle; mais cette définition demande à être développée.

Nous n'avons pas seulement dans l'esprit des états se rapportant à des *objets présents*, mais encore des représentations *d'objets* qui n'appartiennent pas à notre expérience actuelle. Ce sont ces représentations qu'on a appelées *images, souvenirs, états secondaires*.

L'image ne diffère pas du reste, par sa nature, de la sensation. « C'est, dit Taine, un arrière-goût, un écho, un simulacre, un fantôme de la sensation primitive (1) ». Il n'y a entre l'image et la sensation qu'une différence d'intensité; mais l'image peut devenir, faute de réducteurs, aussi ou même plus intense que la sensation. On dit alors qu'elle est *hallucinatoire*.

Ces images ou états secondaires sont en nombre bien supérieur, dans notre expérience, aux *états primaires* ou *sensations*. Nous les retrouvons dans toute *perception*, venant se grouper autour de la *sensation actuelle* pour nous donner, de l'objet extérieur, une notion juste, au point de vue objectif, et fausse néanmoins au point de vue subjectif.

Nous ne reprendrons pas l'exemple classique de l'orange; l'analyse de toute perception suffit à montrer qu'autour de la sensation, visuelle par exemple, si nous ne faisons que *regarder* un objet qui n'émet aucun son et ne possède aucune odeur, affluent les images auditives, olfactives, gustatives et tactiles résultant de notre expérience passée et de l'éducation des sens. On sait, du reste, qu'un aveugle né,

(1) TAINE, *De l'Intelligence*.

à qui une opération rend la vue à l'âge adulte, n'a tout d'abord qu'une sensation visuelle bien différente de la nôtre et plus simple [1].

Du reste, l'importance des images dans la perception extérieure est telle que Taine a cru pouvoir dire de celle-ci qu'elle n'est qu'une « hallucination vraie ».

Nous dirons plus volontiers de cette perception extérieure qu'elle est une *illusion continue*.

La mémoire a donc précisément pour but de ramener à la conscience ces images ou états secondaires; mais, avant d'être ramenées à la conscience, ces images ont dû être fixées et conservées; ce qui nous conduit à faire ici l'analyse de la fonction mémoire et à étudier son mécanisme.

« Dans l'acception courante du mot, la mémoire, dit Ribot, de l'avis de tout le monde, comprend trois choses: la conservation de certains états, leur reproduction, leur localisation dans le passé [2] ». A ces trois choses, nous croyons utile et juste d'en ajouter une quatrième : la fixation. Avant d'être conservés, ces états doivent être acquis et fixés.

Pour reprendre la comparaison, si souvent employée, de la mémoire et de la plaque photographique, nous dirons que les rayons lumineux qui viennent frapper cette plaque sont d'abord fixés avant d'être conservés; on sait, du reste, que cette fixation dépend à la fois de l'intensité de la lumière et de la qualité de la plaque. Elle sera donc plus ou moins rapide, suivant la variation de ces deux facteurs.

Il en est ainsi pour les faits de mémoire. Et ce n'est pas là pour nous une vaine distinction faite par amour de l'analyse à outrance. Nous nous basons pour l'établir sur les faits. Il est, croyons-nous, de connaissance vulgaire, que certaines personnes *apprennent vite*, c'est-à-dire fixent leurs souvenirs avec rapidité; mais souvent, ces personnes se plaignent d'oublier aussi rapidement qu'elles ont appris.

(1) Voir à ce sujet TAINE, *Op. cit.*, t. II, p. 155 et suivantes.
(2) RIBOT, *Les Maladies de la Mémoire*, p. 2.

D'autres, au contraire, ont la *mémoire lente*, apprennent difficilement, lentement; ce sont, par exemple, ces enfants que chacun revoit en ses souvenirs d'écolier, ruminant leurs leçons depuis la veille, les relisant jusqu'au dernier moment et ne se décidant à fermer leur livre qu'à l'instant même où ils sont interrogés. Mais ceux-là, par contre, souvent gardent très longtemps le souvenir de ce qu'ils ont appris, et bien des années après, devenus hommes, sont encore capables de réciter de longues tirades des auteurs classiques.

Bien plus, chez un même sujet, la fixation et la conservation des images sont, semble-t-il, en raison inverse ; plus on apprend vite, moins on conserve longtemps. Cette fixation de la sensation primitive est soumise à plusieurs lois :

1° *La rapidité varie avec les personnes : les unes apprennent rapidement, les autres lentement ;*

2° *Elle est d'autant plus prompte en général, qu'on a affaire à une personne plus jeune.* Les cerveaux des vieillards, en effet, semblent recevoir plus difficilement une empreinte nouvelle, alors même qu'ils gardent tous leurs souvenirs anciens ;

3° *La rapidité de la fixation varie également avec l'attention, et, dans une certaine mesure, avec la volonté ;*

4° *Elle varie avec la nature de ce qu'on apprend.* Il est certain qu'il est plus facile à un Français de fixer dans son esprit une pièce de vers en sa langue maternelle, qu'une suite de mots étrangers, dont il ignore la signification ;

5° *Elle varie enfin avec la tournure d'esprit et les aptitudes de chacun,* un peintre retenant plus facilement les lignes et les couleurs, un musicien les sons, etc., etc.

Nous ne faisons qu'indiquer rapidement ces notions, car il n'entre pas dans le cadre de notre étude d'approfondir ces faits de psychologie normale. Qu'il nous suffise de les signaler en passant, et abordons maintenant la question de la conservation des images.

Nous ne ferons que rappeler pour mémoire la théorie qui

explique la conservation des images dans l'esprit par l'*inconscience*. L'image étant un phénomène *psychique*, et le propre du phénomène psychique étant d'être *conscient*, il est absurde de dire qu'un phénomène *conscient* se conserve à l'état *inconscient*. De plus, même en acceptant cette théorie, nous ne ferions que répéter que les images subsistent parce qu'elles subsistent sans expliquer comment a lieu cette conservation.

La théorie admise généralement aujourd'hui est la théorie physiologique qui explique la persistance de l'image dans l'esprit par la persistance de l'impression produite sur la substance cérébrale, impression dont nous ignorons du reste absolument la nature. Cette théorie n'est pas nouvelle; elle date de Descartes et a été reprise par Malebranche. Ces philosophes prétendaient que les *esprits animaux*, ce que nous appelons aujourd'hui *courants nerveux*, sans être beaucoup plus avancés, laissent une trace dans l'esprit, trace susceptible de se ranimer et de ramener ainsi la sensation à la conscience. Cette explication était vague et ne pouvait être appuyée sur des données scientifiques. Aujourd'hui, forts de nos connaissances physiologiques, cliniques et anatomo-pathologiques, nous pouvons étayer cette théorie de faits incontestables qui la rendent plus que plausible, certaine (1). La modification apportée à la cellule cérébrale par la sensation primitive, est ce qu'on peut appeler la *base statique* (état statique de Maudsley) de la mémoire; mais il faut encore, avec M. Ribot, admettre à la mémoire une *base dynamique*. Nous savons, en effet, que la mémoire d'un objet n'est pas simple. Quand nous évoquons l'idée de

(1) « L'influx nerveux, dit Fauvelle, cette forme spéciale de l'énergie, agit sur les cellules cérébrales sous forme de courants et s'y manifeste de deux manières distinctes : la *mémoire* et la *volonté*. Ces deux facultés correspondent à deux ordres de cellules qui en sont le siège et suffisent à elles seules, par leurs combinaisons multiples, pour produire tous les phénomènes intellectuels. La mémoire nous donne l'intelligence et la volonté nous rend maîtres de nos mouvements. »

pomme, par exemple, notre souvenir est fait d'images visuelles, olfactives, gustatives, tactiles; de même, comme nous le montrerons plus loin, la mémoire d'un mot est faite d'images visuelles, auditives, graphiques et phonétiques. Il doit donc y avoir, pour chaque souvenir, une « association déterminée d'éléments nerveux », et, comme l'a dit le docteur Paul Sollier : « La mémoire psychique n'est, comme la mémoire organique, qu'un ensemble d'associations dynamiques plus ou moins stables (1) ». Ainsi, nous ignorons la nature de la modification de la cellule cérébrale, sous l'influence de la sensation; nous ignorons sous quelle forme se conserve l'*idée*, mais nous savons qu'elle se conserve, et cela, en vertu du principe de la non destruction des forces, de la conservation de l'énergie. « La théorie et les faits s'accordent donc pour établir que, dans l'ordre moral, comme dans l'ordre physique, rien ne périt. Une impression faite sur le système nerveux occasionne un changement permanent dans la structure cérébrale et produit un effet semblable dans l'esprit, quoi qu'on puisse entendre par ce terme. L'impression nerveuse n'est pas un phénomène momentané qui parait et disparait; c'est un fait qui laisse après lui un résultat durable; c'est quelque chose qui s'ajoute à l'expérience antérieure et y reste à perpétuité.

» Evidemment, nous ne voulons pas dire que la perception continue d'exister *dans la conscience;* mais elle continue d'exister dans l'esprit, en ce sens qu'elle peut être ramenée à la conscience. Il n'est pas aisé de dire en quoi consiste ce *quelque chose* qui survit à nos perceptions et à nos idées. Pour le désigner, le terme le moins impropre qu'on ait employé est celui de *résidu*, parce qu'il n'implique aucune théorie quelconque, parce qu'il se borne à constater un fait incontestable de notre vie mentale (2). »

Ces résidus sont donc conservés dans l'esprit sous une

(1) Dr P. Sollier, *Les Troubles de la Mémoire*, p. 24.

(2) Ribot, *L'Hérédité*, p. 71 et suivantes.

forme que nous ignorons, — et jusqu'ici nous ne savons même pas si la sensation produit dans la cellule un changement mécanique, une rupture d'équilibre, ou une combinaison chimique, mais ils y sont conservés, puisqu'ils sont susceptibles de reparaître à la conscience sous une influence quelconque, — et nous verrons plus loin qu'ils sont en nombre beaucoup plus grand que nous ne pouvons l'imaginer.

Il y a là un phénomène analogue à la transformation de l'énergie dans le monde physique des êtres inanimés; on sait en effet que la chaleur se transforme en mouvement, le mouvement en chaleur ou en lumière. De même, la sensation primitive se transformera en quelque chose que nous ignorons, en énergie latente semblable à l'énergie électrique cachée dans un accumulateur; puis sous une influence quelconque, elle reparaîtra à la conscience sous forme d'*image*; à ce moment-là seulement, elle sera *idée*, c'est-à-dire *phénomène psychique* parce que *conscient*.

La cellule cérébrale peut donc être considérée comme un accumulateur d'énergie, accumulateur toujours chargé et prêt à restituer cette énergie sous une forme quelconque, image visuelle ou auditive par exemple, mais forme toujours analogue à l'impression primitive qui a chargé l'accumulateur.

Cette impression primitive persiste donc dans la *cellule cérébrale*, et, ce qui le prouve, c'est que la destruction de telle partie du cerveau abolit telle partie de la mémoire ainsi que nous le verrons plus loin dans l'étude de la localisation des souvenirs.

Cette conservation des images est, comme la fixation, soumise à des lois bien connues que nous ne ferons qu'énumérer : elles sont au nombre de deux :

Première loi. — *La conservation de l'image est en raison de la vivacité de l'impression première*. Cette constatation est banale, évidente : aussi nous dispenserons-nous d'insister.

Deuxième loi. — *La conservation de l'image est en raison*

de la répétition, conséquence forcée de l'idée que nous nous faisons de la mémoire, cas particulier de l'*habitude*. On sait en effet que cette loi exprime la nature même de l'habitude.

Mais non seulement les images sont fixées et conservées; il faut encore qu'elles soient rappelées, c'est-à-dire qu'elles reviennent à la conscience. Ce rappel se fait par un double processus, un processus psychologique et un processus physiologique parallèles. Le premier a été fort bien étudié; nous en sommes réduits à l'hypothèse pour le second. Le processus psychique n'est autre que l'*association des idées* qui agit seule dans le rêve et la rêverie, qui s'aide de la volonté quand nous pensons dans la plénitude de nos facultés. Nous passerons rapidement sur l'association des idées dont l'étude a été approfondie par divers psychologues, notamment par Hume, Stuart Mill et Bain qui ont voulu en faire le principe unique de notre intelligence. On sait que les trois lois admises par les associationistes, loi de *contiguité*, loi de *similarité* ou de *ressemblance*, loi de *contraste* ou de *différence*, peuvent se ramener à une seule, la loi de l'*habitude*. Deux idées *a, b* données ensembles dans l'expérience ont impressionné deux cellules nerveuses cérébrales α, β qui ont contracté ensemble une association dynamique : à l'excitation de l'une, α par exemple, sera consécutive l'excitation de l'autre β, et on constatera alors le retour à la conscience des idées images *a, b*.

Ainsi, on le voit, la mémoire, qu'on l'étudie au point de de vue physiologique ou au point de vue psychologique, se ramène toujours en dernière analyse à la grande loi de l'habitude.

Mais au processus psychologique de l'association des idées, quel processus correspond dans le domaine physiologique ? C'est-à-dire comment l'excitation de la cellule α va-t-elle produire à son tour l'excitation de la cellule β pour ramener à la conscience l'image qui y est fixée ? Des hypothèses vraisemblables peuvent être émises désormais sur les modes d'excitation de cellule à cellule grâce aux recherches de Golgi, Retzius, Van Gehuchten, Ramon y Cajal qui ont démontré que les rapports des cellules nerveuses entr'elles sont des rapports de *contiguité* et non de *continuité* ainsi qu'on le croyait autrefois.

Les phénomènes psychiques, c'est aujourd'hui admis, se passent dans la couche la plus superficielle de l'écorce cérébrale, dans la *zone moléculaire* dont les cellules se ramifient aussi bien dans leurs prolongements cylindre-axiles que dans leurs prolongements protoplasmiques sans envoyer ailleurs de projections. Demoor (de Bruxelles) a constaté que chez les animaux morts sous l'influence de la morphine et du chloral, les prolongements des cellules corticales deviennent moniliformes, se rétractent; et certains auteurs ont expliqué l'amnésie traumatique par un brusque retrait des prolongements protoplasmiques. Nous avions d'abord songé à émettre une théorie sur l'évocation des images, après un exposé assez long de l'histologie de l'écorce; nous renonçons à cette tâche qui nous entraînerait trop loin, nous réservant d'y revenir plus tard dans un ouvrage plus complet, et nous renvoyons aux leçons du professeur Pitres sur les « Aphasies Amnésiques ». On y trouvera une ingénieuse théorie de l'évocation des images qui nous semble résoudre définitivement la question.

Enfin, non seulement les images sont conservées dans l'esprit, non seulement elles y restent et sont rappelées à la conscience, mais encore elles sont reconnues comme *passées* par cette conscience. Ce dernier temps est le temps vraiment psychologique de la mémoire, celui qui la caractérise et la différencie des mémoires organiques.

Pour M. Ribot, ce temps n'est que « l'apport de la conscience dans le fait de la mémoire, rien de plus ». Mais si, comme nous, au lieu d'étudier la mémoire en général, on se borne à l'étude de la *mémoire psychique*, ce dernier temps prime les autres; car on « ne dit pas qu'un phonographe ait une mémoire parce qu'il conserve et reproduit les sons ».

Aussi, si nous prenons le mot mémoire dans son sens le plus restreint, et c'est ce que nous devons faire ici, la localisation des images dans le passé joue un rôle prépondérant.

C'est aussi le temps de la mémoire le plus compliqué, nécessitant, pour se faire, le mécanisme psychique le plus long et le plus délicat; aussi est-ce le plus enclin à se déranger: tel un mouvement d'horlogerie trop complexe se détraque ou s'arrête facilement.

Quand une image se présente à l'esprit, elle doit d'abord être distinguée d'une sensation ou état primaire; nous savons que l'image est de même nature que la sensation et n'en diffère, chez un homme à l'état normal, que par une intensité moindre. Cette différence d'intensité sera donc un premier point de repère qui servira à l'esprit pour distinguer l'image de la sensation. En second lieu, on peut de l'image remonter par des intermédiaires à la sensation primitive qui lui a donné naissance: ce qui ne peut avoir lieu avec la sensation qui est présente et dont la cause est devant nous.

De plus nous pouvons, dans une certaine mesure, évoquer ou faire disparaître telle classe d'images qu'il nous plaira, tandis que la sensation est là qui s'impose et que nous sommes obligés d'accepter. L'image-souvenir est maintenant distinguée de la sensation; il reste à la différencier des fictions de l'imagination. Dans le souvenir, il y a liaison étroite entre les éléments composant ce souvenir; dans les fictions de l'imagination, au contraire, nous groupons les images suivant notre bon plaisir et les tendances de notre esprit.

Enfin, l'imagination exige un plus grand travail, un plus grand effort de l'esprit que la mémoire. L'image-souvenir n'est donc à présent ni sensation, ni fiction de l'imagination; nous la projetons alors dans le passé.

Mais il y a plus; il faut localiser le souvenir à un moment précis, et cela en remontant la chaine jusqu'à la sensation primitive. Ce long processus régressif est heureusement abrégé, grâce, en premier lieu, à la substitution de fragments de pensée, de débuts d'idées à des idées complètes; et, en second lieu, grâce aux points de repère, aux étapes principales de notre mémoire qui nous permettent, en un instant, de revivre de longues périodes de notre existence en laissant dans l'ombre une foule d'intermédiaires importants que nous oublions; ce qui a permis à M. Ribot de dire qu'une des conditions de la mémoire était l'*oubli*.

« Grâce, dit Taine, à une association d'images, nous logeons nos événements dans la série des jours et des mois que fournit l'almanach, dans la série des années que fournit la chronologie. Cela fait, nous précisons, par ces atlas auxiliaires, l'emplacement que nos divers événements occupent dans la durée les uns par rapport aux autres, et nous pouvons non seulement revoir en une seconde nos événements les plus lointains, mais encore évaluer l'intervalle qui les sépare du présent (1). »

Nous ajouterons de cette façon à l'image l'idée de *durée*; elle est ainsi reconnue *souvenir*, car cette idée de durée, nous ne pourrons l'ajouter à telle autre image qui restera *fiction* de l'esprit.

Si nous résumons maintenant cette trop rapide analyse du mécanisme de la mémoire, nous voyons que, dans tout souvenir, on doit distinguer la *fixation* de ce souvenir dans l'esprit, sa *conservation*, son *rappel* et sa *localisation dans le passé*.

Une définition de la mémoire pour être complète devra donc implicitement contenir les quatre temps que nous venons d'étudier; et nous dirons en modifiant un peu la définition de notre maître, le professeur Pitres, définition que nous proposions au début de ce chapitre : « *La mémoire est la fonction psychique par laquelle les images des sensations antérieurement conçues sont fixées, conservées dans*

(1) TAINE, *Op. cit.*, t. II, p. 214.

l'esprit, rappelées à la conscience et localisées dans le passé. »

La mémoire psychologique, nous l'avons dit au début de cette étude, n'est qu'un cas particulier de la mémoire biologique ; mais, dans cette mémoire psychologique, devons-nous voir une faculté simple, une entité, ou ne doit-elle pas être à son tour considérée comme complexe, comme formée de faits plus simples, de phénomènes plus élémentaires ; en un mot, y a-t-il plusieurs sortes de mémoires?

Cette question de la diversité de la mémoire n'est pas nouvelle ; mais nous la trouvons pour la première fois scientifiquement discutée par Gall dans son admirable ouvrage, trop peu lu aujourd'hui, sur l'anatomie et la physiologie des centres nerveux :

« J'avais, dit-il, découvert un signe extérieur à l'aide duquel j'étais en état de connaître les individus qui avaient une grande facilité pour apprendre par cœur. Mais je ne tardai pas à m'apercevoir que ce signe n'indiquait pas à beaucoup près chaque espèce de mémoire. Au nombre de mes condisciples, il y en avait quelques-uns qui retenaient sans peine même les choses qu'ils ne comprenaient point ; d'autres, qui n'avaient pas cette facilité de réciter par cœur, retenaient particulièrement les faits, les événements. D'autres se distinguaient par une grande facilité à se rappeler les lieux, à s'orienter et à nous conduire par des chemins inconnus ; quelques-uns répétaient sans faute un morceau de musique qu'ils avaient entendu une ou deux fois; d'autres enfin se souvenaient surtout des nombres, des dates, etc. (1). »

Gall ajoute ensuite qu'il n'y en avait aucun qui réunit à lui seul toutes ces différentes espèces de mémoire. Avant lui, du reste, ainsi qu'il en convient, on avait distingué trois espèces de mémoire : la mémoire des mots, *memoria verbalis*, la mémoire des lieux, *memoria localis*, la mémoire des choses, *memoria realis*. « Cependant, ajoute-t-il, presque tous les philosophes ont continué à considérer la mémoire

(1) Gall, *Anatomie et physiologie du système nerveux*, t. IV, p. 14.

comme une faculté unique, indivisible de l'âme ». Et, de cette diversité de la mémoire, Gall tirait, ainsi que nous le verrons plus loin, des conclusions pour sa doctrine des localisations cérébrales.

Pour nous, la question se présente sous un tout autre aspect. La mémoire d'un mot, ainsi que l'a si bien démontré Charcot, n'est pas simple ; elle se compose au contraire d'images sensitives : *visuelles et auditives*, et d'images motrices : *phonétiques et graphiques ;* ainsi quand j'évoque dans mon esprit le mot cheval, la représentation que j'en ai est complexe. Suivant que chez moi domine telle catégorie d'images, c'est-à-dire suivant que je suis un *visuel* ou un *auditif*, apparaîtra d'abord, dans tout son éclat, l'image visuelle ou auditive ; autour d'elle plus ternes, plus affaiblies se grouperont la seconde image sensitive et les images motrices. Ce groupement pourra être plus riche encore si je connais plusieurs langues, si j'en écris plusieurs.

Si, au contraire, je ne sais ni lire ni écrire, la représentation mentale du mot cheval se réduira pour moi aux images sensitives et à l'image motrice phonétique ; si, enfin, je suis à la fois sourd-muet et ignorant, l'image sera pour moi purement visuelle et mon souvenir relativement simple. Nous disons relativement, parce que, ainsi que le fait remarquer M. Ribot, dire d'un homme qu'il a une bonne mémoire visuelle, c'est user encore d'un terme trop large ; l'image visuelle est en effet composée de formes et de couleurs.

Nous comprenons maintenant combien est complexe la mémoire d'un mot. Mais cette analyse, faite par Charcot pour la mémoire verbale, nous pouvons la reprendre pour n'importe lequel de nos souvenirs.

Si, au lieu d'analyser la mémoire du mot cheval nous nous occupons maintenant du souvenir du cheval en tant qu'animal, là aussi nous trouverons une foule d'images groupées autour d'une image centrale qui différera suivant le type auquel nous appartenons, type visuel, type auditif, etc.

Rien n'est donc moins simple qu'un souvenir, qu'un fait de mémoire ; entre les mille images qui composent une idée-souvenir, notre esprit en évoque une de préférence ; c'est celle qui constitue *le type de mémoire*. Ce type, nous l'avons vu, peut être sensitif (visuel, auditif), ou moteur (phonétique, graphique [1]) ; et si l'on voulait pousser plus loin l'analyse, on pourrait encore décomposer chacun de ces types classiques en de plus simples. Ainsi certaines personnes font donc usage presque exclusivement de tel mode de représentation mentale, et c'est là, pour l'intelligence, une condition de prééminence ; mais c'est aussi un danger pour l'avenir.

« Si l'on jouit, dit M. Ballet, d'une mémoire visuelle très développée, exclusive des mémoires auditives ou motrices, on pourra tirer un heureux parti de cette faculté ; mais que, par accident, on vienne à la perdre, on sera dans la situation d'un rentier qui, ayant commis la faute de placer toute sa fortune sur la même maison de banque, serait ruiné le jour où cette maison ferait faillite (2) ». Et c'est en effet ce que nous prouvent certaines observations intéressantes d'aphasie.

Mais à côté de ces exclusifs, il faut ranger ceux que Charcot appelle les *indifférents* qui se servent sans préférence de telle ou telle catégorie d'images. « Je *vois*, dit le professeur agrégé Ballet, la première page de l'*Enéïde* ; j'*entends* et surtout je *parle* mentalement les premiers vers de l'*Iliade* (3). »

On peut enfin, ainsi que l'ont prouvé les intéressantes expériences de M. Pierre Janet, changer le type d'une personne en la faisant passer de l'état de veille à l'état somnam-

(1) M. Ribot, dans ses *Recherches sur la mémoire affective*, admet un autre type : le type affectif « aussi net, aussi tranché que le type visuel, le type auditif et le type moteur. Il consiste dans la reviviscence aisée, complète et prépondérante des représentations affectives. »

(2) Ballet, *Le langage intérieur et des diverses formes de l'aphasie*, p. 60.

(3) Ballet, *Op. cit.*, p. 61.

bulique, et les observations de ses malades Lucie, Léonie et Rose sont très probantes à cet égard (1).

Après le type indifférent qui représente le jeu normal des facultés psychiques, l'intelligence moyenne, celle qui ne fera jamais rien de grand ni de beau, c'est le type auditif qui est le plus répandu.

Il serait plus juste de dire que ce sont les images auditives qui existent en plus grand nombre dans notre esprit ; l'étendue extraordinaire de cette mémoire tient, a-t-on prétendu, à ce que le son est facilement et rapidement imitable. En le reproduisant plusieurs fois, il se grave dans l'esprit avec plus de force qu'une image visuelle qu'on voit sans pouvoir la reproduire à moins d'un talent spécial et d'études toutes particulières.

Des raisons multiples du reste influent sur nous pour créer notre type de souvenir : prédispositions héréditaires surtout, mais aussi prédispositions acquises, influence de milieu, d'éducation. Tel ne deviendra jamais un visuel sans doute, mais tel autre, indifférent avec prédominance des images auditives, deviendra par exemple, grâce à une sérieuse éducation musicale, un auditif pur.

Il ne faudrait pas, du reste, prendre ces mots : *type auditif pur, type visuel pur*, dans un sens trop absolu. Chez la plupart des personnes, en effet, on rencontre plusieurs types différents suivant qu'on s'adresse à telle catégorie de souvenirs. Nous-même, si l'on veut bien nous permettre de citer un exemple personnel, nous sommes nettement auditif et phonétique en ce qui concerne le langage intérieur, étant au contraire un visuel pur pour la représentation mentale des souvenirs des personnes et des choses ; et, pour revenir à un fait concret, nous dirons que nous *entendons* le mot cheval, mais que nous *voyons* l'animal de ce nom.

De plus, il nous semble évident qu'on peut conserver d'une personne ou d'une chose un souvenir auditif ou visuel, plus

(1) P. Janet, *L'automatisme psychologique*, ch. II, p. 103 et suivantes.

exactement un souvenir *surtout* auditif ou *surtout* visuel suivant qu'on a été frappé plus ou moins par tel caractère particulier de cette personne ou de cette chose.

On garde une image surtout auditive d'un ténor qu'on a entendu, une image surtout visuelle d'une jolie femme avec qui on a causé quelques instants. En résumé, la représentation que nous nous faisons d'une chose tient d'abord à nos aptitudes particulières (mémoire visuelle ou auditive) mais aussi à la nature même de cette chose.

Après cette analyse, nous voyons qu'il faut en revenir à l'hypothèse de Gall et admettre une mémoire pour chaque sens. Du reste, si l'analyse psychologique nous a conduit à cette conclusion après de longs détours, la clinique et l'anatomie pathologique vérifient notre hypothèse.

On sait, en effet, qu'un sujet peut perdre isolément telle catégorie d'images et conserver les autres ; mais nous ne faisons que signaler ici ces faits sur lesquels nous reviendrons à propos des troubles de la mémoire. Nous avons voulu seulement montrer la vérification médicale des déductions psychologiques.

Les faits que nous venons d'exposer sont nets, admis aujourd'hui par tous les auteurs. Mais, maintenant que nous avons montré combien complexe est la mémoire d'un *mot*, d'une *chose*, qu'allons-nous faire des divers mémoires des *mots*, des *choses*, des *chiffres*, etc., etc. ?

Nous n'avons pas affaire, là pourtant, à des hypothèses ; ces diverses variétés de mémoire existent ; bien plus, elles peuvent se perdre isolément, de même qu'elles se sont développées à part et inégalement. Il semblerait néanmoins qu'après avoir admis la complexité de la mémoire, et montré le jeu des images, il faille renoncer à ces vieilles classifications des mémoires dont on a pourtant chaque jour la preuve.

Il y a là un conflit qu'aucun auteur n'a nettement signalé, à notre connaissance du moins. Nous nous contentons de poser le problème dont nous ne pouvons donner la solution.

Nous nous réservons d'y revenir dans une étude plus complète sur la mémoire, étude qui paraîtra ultérieurement.

Nous devons dire quelques mots, maintenant, sur les qualités de la mémoire. Nous verrons tout à l'heure, en effet, quelle importance il y a à bien s'entendre sur les qualités de la mémoire pour étudier ses défauts et ses maladies. Notre maître, le professeur Pitres, distingue, d'après les Ecossais :

1° La mémoire *facile* ; celle dans laquelle la fixation est aisée.

2° La mémoire *prompte ;* celle dans laquelle l'évocation se fait rapidement. Ainsi que nous disions plus haut à propos de la fixation des images, on peut avoir une mémoire prompte, même si la fixation a été longue et difficile, ce qui nous justifie de distinguer la fixation des autres temps de la mémoire.

3° La mémoire *sûre* enfin, si la mémoire est fidèle et sûre.

Nous verrons plus loin qu'il faut admettre des défauts correspondant à chacune de ces qualités. Une question intéressante qui se pose maintenant, mais que nous ne ferons que signaler, car elle n'entre pas dans le cadre d'une étude aussi restreinte que la nôtre, est celle de *l'hérédité de la mémoire*. Elle a été esquissée par M. Ribot dans son intéressant ouvrage sur l'*Hérédité* ; nous ne ferons que résumer ses idées ; la mémoire est une manifestation de l'habitude au même titre que l'hérédité. On pourrait dire de celle-ci qu'elle est « *une mémoire spécifique* ; qu'elle est pour l'espèce ce que la mémoire proprement dite est pour l'individu ». Cette analogie une fois notée, y a-t-il des faits qui établissent l'hérédité de la mémoire individuelle ?

Les mémoires fabuleuses dont on cite un certain nombre d'exemples paraissent des faits isolés. Nous ne sommes pas ici absolument de l'avis de M. Ribot ; Scaliger qu'il cite comme un exemple de mémoire non héréditaire avait un père presque aussi célèbre que lui et doué d'une prodigieuse mémoire. Dans notre prochain chapitre, du reste, nous aurons à citer quelques cas, rares il est vrai, où l'hérédité joue son rôle. M. Ribot rapporte du reste quelques faits analogues : les deux Sénèque, doués tous deux d'une mémoire remarquable ; PORSON, helléniste célèbre en Angleterre, dont la famille comptait plusieurs membres possesseurs d'une si remarquable mémoire qu'il était passé en proverbe de dire : *the Porson memory* ; et enfin, lady Esther STANHOPE, dont le grand-père avait une merveilleuse puissance de souvenirs, puissance transmise à sa petite-fille. Nous reviendrons, du reste, sur ces faits dans le chapitre suivant, et nous ne faisons, ici, que les signaler pour être complet.

Nous venons de voir ce qu'est la mémoire normale, quelles sont ses qualités et comment elle fonctionne. Avant d'étudier les défauts de cette mémoire et ses maladies, nous devons chercher quelles sont les conditions physiologiques nécessaires à son parfait fonctionnement. Pour Legrand du Saulle, l'exercice régulier de la mémoire suppose quatre conditions principales :

« 1° *L'intégrité de structure des cellules nerveuses qui sont, dans le cerveau, préposées au souvenir, quel que soit d'ailleurs le siège déterminé de ces cellules.*

» 2° *Le fonctionnement normal de ces éléments anatomiques, fonctionnement qui, sans lésion au moins grossière de leur structure, peut être entravé par diverses influences agissant directement sur la cellule, comme la fatigue par exemple.*

» 3° *Une irrigation sanguine ni trop peu, ni trop active.*

» 4° *L'intégrité de la constitution chimique du sang ; la présence dans cette humeur de substances toxiques étant susceptible d'apporter une perturbation plus ou moins profonde dans le jeu physiologique des éléments cellulaires* (1). »

Pour Kussmaul, les conditions générales et vitales de la mémoire sont les suivantes :

(1) LEGRAND DU SAULLE, *Maladies de la Mémoire.*

« 1° *Les nerfs doivent être pourvus d'une alimentation suffisante.*

» 2° *Une bonne distribution sanguine dépendant de la structure et de l'innervation des vaisseaux sanguins.*

» 3° *Une bonne structure du sol organique qui retire du sang la matière nutritive.*

» 4° *L'accumulation nécessaire d'aliments assimilés, ce à quoi sert le sommeil* (1). »

Nous voyons qu'il s'agit avant tout, pour assurer le fonctionnement normal de la mémoire, de donner aux éléments anatomiques une nutrition parfaite; les cellules ne se succèdent, ne se remplacent identiques à elles-mêmes, ne vivent en un mot que si elles sont nourries. Et nous conclurons, avec M. Ribot, que *la mémoire dépend directement de la nutrition.*

Mais si l'une des conditions que nous venons d'énumérer fait plus ou moins défaut, le mécanisme de la mémoire ne fonctionne plus parfaitement, il se produit alors des *troubles de la mémoire*. Si ceux-ci sont légers, n'ont rien de pathologique, nous dirons d'eux qu'ils sont des *défauts de la mémoire*, et comme pour les qualités nous distinguerons des défauts à chaque temps du mécanisme. Nous aurons alors la *mémoire difficile* dans laquelle la fixation est lente, pénible; la *mémoire lente* quand l'évocation est longue à se faire; et enfin la *mémoire infidèle* si la reconnaissance se fait mal.

Nous avons voulu ici définir nettement ce qu'il fallait entendre par défauts de la mémoire; c'est une affaire de mots sans doute, mais si l'on ne s'entend pas une fois pour toutes sur leurs valeurs respectives, on apporte de l'obscurité dans une question très simple, et l'on est sujet à des confusions regrettables. Nous n'insisterons pas, du reste, sur ce point intéressant qu'il nous serait facile de développer en citant des exemples, et nous allons aborder immé-

(1) Kussmaul, *Les Troubles de la Parole* (traduction Rueff), p. 46 et suivantes.

diatement la grande question des *troubles*, des *maladies de la mémoire*.

Les maladies de la mémoire ne forment pas un groupe d'entités morbides ; ce sont des symptômes liés à des affections très diverses; il y a donc deux manières de les étudier : une pour le médecin et une pour le philosophe psychologue. Pour le médecin, un trouble de la mémoire est un symptôme de telle maladie; il étudiera quels sont les troubles de la mémoire qui correspondent à différentes affections et il classera ces troubles d'après leur *cause* ; c'est la classification étiologique.

Le psychologue, que ces troubles morbides intéressent surtout au point de vue des renseignements qu'ils peuvent fournir sur le mécanisme normal de l'intelligence, étudiera chacun d'eux à part, indépendamment des causes qui les produisent ; ce sera pour lui toute la maladie. Il en fera une véritable entité morbide, et, dans les maladies de l'intelligence, il rangera par exemple les affections de la mémoire dans lesquelles, je suppose, prendra place l'*amnésie antérograde ;* c'est un cadre nosologique particulier, celui des maladies de l'esprit. Ces notions préliminaires étant posées, cherchons de quelle façon la mémoire peut être troublée.

Depuis longtemps les auteurs qui ont étudié cette question s'accordent à reconnaître des troubles *en plus* et des troubles *en moins* ; des *amnésies* et des *hypermnésies*. La mémoire est, en plus, sujette à des *illusions*, des *perversions* auxquelles on a récemment donné le nom de *paramnésies*. Pour l'instant, toute la pathologie de la mémoire se résume en ces trois grandes classes et il nous paraît même difficile d'en imaginer une nouvelle.

L'amnésie, de α privatif, et μνῆσις mémoire, est la perte de la mémoire, perte relative ou totale. D'après Tollard (*Dictionnaire des Sciences médicales*) le mot amnésie a été adopté, sinon inventé par Sagar et Sauvages. Il y a des variétés nombreuses d'amnésies, et on en a donné des classifications très diverses. Bouillaud les range en :

1° *Amnésie agénésique*, résultant du défaut de développement du cerveau (celle des idiots et des crétins) ;

2° *Amnésie mécanique* (compression du cerveau) ;

3° *Amnésie hyperémique* ;

4° *Amnésie asthénique*.

M. Rouillard distingue les amnésies en :

1° *Congénitale* ;

2° *Par traumatisme* ;

3° *Liée à des maladies de l'encéphale* ;

4° *Par anémie cérébrale* ;

5° *Liée aux grandes névroses* ;

6° *Liée aux maladies aiguës* ;

7° *Liée à une intoxication* (1).

M. Sollier, enfin, auquel on doit l'étude la plus scientifique qui ait jamais paru sur les « troubles de la mémoire», classe les amnésies en trois groupes :

(A) *Amnésies progressives ou dysmnésies* ;

(B) *Amnésies à début brusque* ;

(C) *Amnésies comme phénomène accessoire ou explicatif* (2).

A côté de ces classifications médicales (dont nous pourrions citer beaucoup d'autres exemples) certains auteurs, M. Ribot et avant lui Falret, considérant la question à un point de vue purement psychologique, ont divisé les amnésies en générales et partielles. Dans les amnésies générales, M. Ribot distingue :

1° Les amnésies temporaires ;

2° Les amnésies périodiques ;

3° Les amnésies à forme progressive ;

4° L'amnésie congénitale.

Notre intention n'étant pas d'étudier les amnésies, nous n'avons reproduit ici ces diverses classifications que pour montrer combien complexe est la question des amnésies et

(1) Rouillard, Amnésies principalement au point de vue étiologique.
(2) Sollier, *Op. cit.*

combien de divisions et de subdivisions sont forcés d'admettre les auteurs pour loger les cas cliniques.

Si ce point important de pathologie mentale est encore obscur, la faute en est imputable, pour nous, à un mot : le terme *amnésie* auquel on a accordé un sens trop général, et sous lequel on a rangé des troubles psychiques qui n'ont rien à faire ensemble.

Comme le faisait remarquer le professeur Pitres, dans ses Cliniques de l'hôpital Saint-André de Bordeaux, sur les « Aphasies amnésiques » (et nous ne ferons ici que développer les idées de notre maître), si l'on se contente de limiter le sens du mot amnésie, la question des troubles de la mémoire s'éclaircit singulièrement.

Considérons seulement le troisième temps de la mémoire, le *rappel*, l'*évocation des images*. Si cette évocation est lente, si nous cherchons vainement quelques instants à évoquer un souvenir que nous arriverons néanmoins à ramener à la concience après des efforts plus ou moins prolongés, nous aurons un premier degré de l'oubli : l'oubli *léger*. Un deuxième degré de l'oubli sera celui dans lequel l'évocation étant impossible, le souvenir sera néanmoins reconnu à une lecture ou à une audition. L'oubli, enfin, sera *définitif* si la reconnaissance du souvenir, lu ou évoqué devant nous par une autre personne, est impossible.

M. le professeur Pitres empruntant cette classification de l'oubli aux Ecossais, nous en citait un exemple personnel saisissant. Essayant de se rappeler les noms des Neuf Muses, après quelques efforts, quatre lui revinrent à l'esprit (premier degré de l'oubli). Ouvrant une mythologie, à première vue il reconnut trois autres noms comme faisant partie de son expérience passée (deuxième degré de l'oubli) ; deux noms enfin lui semblèrent chose absolument nouvelle (troisième degré de l'oubli).

Et si, avec notre maître, nous réservons en pathologie mentale le terme d'*amnésie* pour désigner le trouble de la mémoire caractérisé par l'oubli, nous limitons heureusement la signification de ce mot, et nous évitons des confusions fâcheuses. Nous verrons tout à l'heure quelle classification nouvelle des troubles de la mémoire permet ce simple changement.

Si, de l'étude de l'amnésie, nous passons à celle de l'hypermnésie, nous verrons régner la même confusion. Nous devons le mot aux médecins, c'est du moins ce que disent les psychologues.

Etymologiquement, HYPERMNÉSIE (de ὑπέρ, et de μνῆσις) veut dire exaltation de la mémoire. Or, on a décrit sous ce nom les faits les plus divers.

M. Ribot, en donnant, dit-il, au mot un sens un peu forcé, s'en sert pour désigner le développement de la mémoire survenant à la suite d'un accident.

Charcot l'applique aux mémoires extraordinaires et parle de l'*hypermnésie des chiffres et des nombres* (1) des calculateurs prodiges. M. Rouillard qui, cependant, proteste contre l'abus qu'on peut faire du mot hypermnésie et qui limite ce trouble à un trouble de la mémoire de reproduction, cite néanmoins sous le vocable d'hypermnésie physiologique (?) des faits de mémoires extraordinaires qui n'ont rien de commun avec ce que nous appellerons l'hypermnésie.

Quant à nous, nous donnerons au mot hypermnésie, un sens aussi restreint qu'au mot amnésie; ce sera pour nous un « trouble de l'évocation », trouble en plus comme l'amnésie est un trouble en moins; et, avec Hack Tuke, nous définirons l'hypermnésie « *un état dans lequel les faits passés, les sensations et les idées reviennent vivement à l'esprit qui, dans son état normal, en avait perdu entièrement le souvenir* (2). »

A la question des hypermnésies se rattache un important problème posé depuis longtemps par les psychologues et qui n'a pas encore reçu sa solution. On s'est, en effet, demandé,

(1) CHARCOT, Rapport sur le calculateur Inaudi.

(2) HACK TUKE, *A dictionary of physiological medicine.*

en constatant la réapparition à la conscience de faits oubliés depuis longtemps, si nous ne gardions pas en notre esprit le souvenir de tout ce que nous avons vu, lu ou entendu, en un mot de toute notre expérience passée.

« *La mémoire*, a dit Ball dans une de ses cliniques de l'asile Sainte-Anne, *est une faculté qui ne perd jamais rien et qui enregistre tout.* »

La question ainsi posée n'est pas soluble. Pour nous, appliquant aux faits de mémoire la loi de la conservation de l'énergie, nous dirons que rien de ce qui est venu impressionner notre esprit ne peut disparaître.

Pour ne citer qu'un seul exemple, prenons les images visuelles, résultat de l'impression produite dans le cerveau par une force, mode du mouvement, qui se transforme pour nous en lumière, sensation purement subjective. Des images visuelles, les unes, ce sera le plus petit nombre, resteront à l'état de véritables souvenirs ; c'est-à-dire que nous les reconnaîtrons comme tels et que nous les localiserons dans le passé ; les autres, en nombre infiniment plus grand, se dissocieront, deviendront des matériaux à notre disposition, que nous pourrons combiner à notre fantaisie et suivant nos moyens ; ce seront les réserves de l'imagination.

Il est, néanmoins, bien évident que la première classe des images (les images-souvenirs) est en nombre plus considérable que nous le pensons ; elles peuvent, sous des influences variées, revenir à la conscience et constituer l'hypermnésie, phénomène morbide assez rare, qui va faire le sujet du travail que nons présentons aujourd'hui.

Les troubles de la mémoire que nous venons de citer se rattachent tous au troisième temps de la mémoire, l'évocation des images. Mais le quatrième temps (reconnaissance des images et localisation dans le passé) est plus souvent encore sujet à des troubles variés. On pourrait même dire que s'il fonctionnait parfaitement et reconnaissait au passage toutes les images qui encombrent notre esprit, il empêcherait par cela seul la combinaison de ces images, c'est-à-dire l'imagination.

Quoi qu'il en soit, il nous semble que ce dernier temps du mécanisme de la mémoire se dérange plus que ne l'ont supposé les auteurs et qu'il est en partie responsable d'une foule de phénomènes morbides dans lesquels on n'a pas l'habitude de le chercher.

D'abord, dans l'*illusion*, une sensation vraie fait naître une foule d'images qui ne sont pas reconnues telles et qui s'extériorisent. Puis, dans l'*hallucination*, les images évoquées ne sont pas distinguées de la sensation (1re partie du 4e temps); et, par suite, s'extériorisent. De plus, le trouble de la mémoire appelé *réminiscence* est encore dû à un mauvais fonctionnement de la reconnaissance; l'image non reconnue est prise pour une création de notre esprit.

Enfin, c'est encore un trouble de ce quatrième temps que ces curieuses histoires décrites par Sander sous le nom d'illusions de la mémoire (*Erinnersungstunschung*). On sait que ces illusions consistent à prendre un état nouveau pour un état de conscience déjà éprouvé. Ces illusions sont fréquentes; nous y sommes nous-même très sujet et, souvent, en lisant un livre ou en écoutant une pièce de théâtre, nous ressentons l'impression du « *déjà vu* ».

M. Ribot a, en quelques lignes, très bien expliqué la raison de ces illusions : « L'impression reçue, dit-il, évoque dans notre passé des impressions analogues, vagues, confuses, à peine entrevues, mais qui suffisent à faire croire que l'état nouveau en est la répétition. Il y a un fond de ressemblance rapidement senti entre deux états de conscience qui pousse à les identifier. C'est une erreur; mais elle n'est que partielle parce qu'il y a, en effet, dans notre passé quelque chose qui ressemble à une première expérience (1). »

Pour les faits d'illusions de la mémoire plus intenses, plus morbides, si l'on nous permet cette expression, M. Ribot propose une autre explication analogue du reste. Nous n'insisterons pas; qu'il nous suffise de dire que, si les images

(1) Ribot, *Maladies de la Mémoire*, p. 150.

évoquées par la sensation avaient été reconnues et localisées, l'illusion de la mémoire n'aurait pas eu lieu, ce qui nous justifie de faire entrer ces phénomènes dans les troubles du quatrième temps. A ces troubles de « fausse mémoire » dans lesquels « je suis certain d'un fait qui n'a pas eu lieu réellement » et, au cas contraire, dans lequel « je ne suis pas sûr d'un fait qui s'est réellement produit », le docteur Sollier a donné le nom de *paramnésies de certitude*, réservant celui de *paramnésies de localisation* aux défauts de la localisation dans le passé et dans l'espace ; nous ne pouvons qu'accepter cette dénomination absolument justifiée par les cas cliniques.

Nous n'avons fait que passer rapidement sur ces différents troubles de la mémoire. Nous avons, en effet, l'intention d'étudier prochainement l'ensemble des maladies de la mémoire, maladies beaucoup plus complexes, nous semble-t-il, qu'on ne le croit généralement. Pour le moment, nous ne livrerons à l'impression qu'une faible partie de notre travail ; mais il nous a paru bon, dans un premier chapitre, d'esquisser rapidement la théorie de la mémoire normale et notre façon de comprendre les troubles de cette fonction. Et maintenant nous allons, d'après les idées exposées plus haut, faire le plan, tel que nous le concevons, d'une étude générale des troubles de la mémoire.

Cette étude générale comprendrait pour nous, d'abord une première partie dans laquelle on traiterait des mémoires extraordinaires, de la simulation de la mémoire et des procédés de mnémotechnie (C'est cette étude que nous esquisserons dans le chapitre suivant.)

On entrerait ensuite dans la question proprement dite par les troubles de la fixation des images, c'est-à-dire du premier temps du mécanisme. Ces troubles ont été décrits à tort sous le nom d'amnésie (*amnésie antérograde*). Or, dans ce que Sollier appelle plus exactement *amnésie antérograde de conservation*, il n'y a pas amnésie mais impossibilité de fixer. Ces troubles forment un chapitre important de la pathologie de la mémoire ; nous laissons à d'autres le soin de leur donner un nom.

Des troubles du premier temps on passerait naturellement à ceux du second. On sait que les images conservées peuvent être détruites à la suite d'une hémorrhagie cérébrale ou d'un ramollissement consécutif à une embolie. Cette destruction, limitée aux *images verbales,* donne lieu aux différentes formes d'*aphasies*. Ce second chapitre à lui seul mériterait, pour être convenablement traité, plusieurs volumes.

La troisième partie de l'étude serait remplie par les troubles de l'évocation; là serait traitée la grande, l'éternelle question des *amnésies* dans laquelle nous faisons rentrer les «aphasies amnésiques» dues aux troubles de l'évocation des images verbales (Pitres). A ce chapitre se rattache une autre question importante, celle des *hypermnésies,* troubles inverses de l'amnésie.

Le dernier chapitre, enfin, serait consacré aux troubles de la reconnaissance et de la localisation dans le passé. Dans les troubles de la reconnaissance nous rangerions, en partie, les illusions, les hallucinations (1), les réminiscences et, de plus, les « *paramnésies de certitude* » de Sollier. Enfin, les troubles de la localisation dans le passé et dans l'espace seraient formés par les « *paramnésies de localisation* » de Sollier.

Cette classification des troubles de la mémoire nous semble rationnelle et paraît répondre aux faits. Mais il faut bien se souvenir que ces phénomènes de pathologie mentale sont complexes, et il ne faut pas émettre la prétention de les étiqueter à jamais, dans un casier, comme un objet de collection. Etant donné, en effet, un trouble de la mémoire, nous

(1) « La mémoire, a dit Brierre de Boismont, n'a pas une part moins active dans les hallucinations, car elles sont souvent des réminiscences, des souvenirs de sensations depuis longtemps en dépôt dans le cerveau, rappelées par la loi bien connue de l'association, auxquelles une cause physique ou morale donne toute la vivacité des sensations actuelles ». Marcé, dans son *Traité pratique des Maladies mentales,* distingue deux sortes d'hallucinations : 1° hallucinations provenant de la mémoire dont il cite un exemple frappant ; 2° hallucinations provenant de l'imagination.

pourrons, certes, souvent le rattacher purement et simplement à un trouble de l'évocation, par exemple, mais souvent aussi nous aurons affaire à un trouble dépendant à la fois de l'évocation et de la reconnaissance, ainsi que nous le montrerons dans le troisième chapitre de cet ouvrage.

Nous dirons maintenant quelques mots sur la localisation de la mémoire. Quand la psychologie était encore enfouie dans les ténèbres de la métaphysique, on se contentait de dire : « la mémoire recueille les sensations dans ses profondes retraites, dans ses replis secrets et inaccessibles, afin de les retrouver et de les rappeler au besoin ; et toutes ces choses entrées, chacune, par des portes diverses, sont déposées dans le même réservoir [1] ». Mais quand la pluralité des mémoires fut adoptée, quand Gall étudia les localisations cérébrales, il fut logique de chercher à localiser les différentes espèces de mémoires ; et, ce qu'il y a de curieux, c'est que Gall n'entreprit les travaux qui devaient à jamais le rendre illustre, que grâce à une remarque faite dans son jeune âge à propos de la mémoire. « Dans ma neuvième année, dit-il, mes parents m'envoyèrent chez l'un de mes oncles qui était curé dans la Forêt-Noire. Celui-ci, pour me donner de l'émulation, associa à mes études un autre garçon de mon âge. On me fit souvent des reproches de ce que je n'apprenais pas ma leçon aussi bien que mon condisciple, quoique l'on attendît de moi plus que de lui. De chez mon oncle, mon jeune camarade et moi allâmes à Bade, près Rastadt. D'une trentaine d'écoliers que nous étions là, lorsqu'il était question de réciter par cœur, j'avais toujours à craindre ceux qui, par la composition, n'obtenaient que la huitième ou même que la dixième place. Deux de mes nouveaux condisciples surpassaient même mon ancien camarade par leur facilité à apprendre par cœur. Comme l'un et l'autre avaient de très grands yeux à fleur de tête, nous leur donnâmes le sobriquet de *yeux de*

(1) SAINT AUGUSTIN, *Confessions* (cité par Roland, *Suspension des sensations et de ses effets sur l'activité psychique*).

bœuf. Après trois ans, nous allâmes à Bruchsal ; là encore, quelques écoliers à « yeux de bœuf » me donnèrent du chagrin, lorsqu'il était question d'apprendre par cœur. Deux ans plus tard, j'allai à Strasbourg et je continuai de remarquer que les élèves qui apprenaient par cœur avec le plus de facilité étaient ceux qui avaient de grands yeux à fleur de tête; et que quelques-uns d'entre eux n'étaient pour tout le reste que des sujets très médiocres (1). »

Il n'en fallut pas davantage à l'esprit observateur de Gall pour lui donner la première impulsion dans ses recherches. « Si la mémoire, poursuit-il, se manifeste par un caractère extérieur, pourquoi les autres facultés n'auraient-elles pas leur caractère visible au dehors ? » Et, admettant une mémoire pour chaque sens, il localisait chaque mémoire dans un coin spécial du cerveau avec tel signe apparent à l'extérieur.

Les travaux ultérieurs ont fait justice de ces hypothèses; mais, qu'ont apporté les doctrines actuelles de la localisation cérébrale, touchant la localisation de la mémoire ou, plus exactement, des diverses images sensorielles ?

Il est facile de résumer, en quatre propositions, ce que nous savons de la localisation des images.

1° La destruction du pied de la troisième circonvolution frontale gauche produit l'*aphémie* ;

2° La destruction du pied de la deuxième circonvolution frontale gauche produit l'*agraphie ;*

3° La destruction de l'écorce cérébrale au niveau du pli courbe gauche cause la *cécité verbale*.

4° Enfin la destruction de l'écorce au niveau de la partie moyenne de la première circonvolution temporale gauche produit la *surdité verbale*.

Ainsi, jusqu'ici, tout ce que nous savons sur la localisation des souvenirs se réduit à ceci, à telle des quatre lésions que nous venons d'énumérer correspondent des troubles cliniques bien nets, désignés sous le nom d'aphasies motrices et

(1) Gall, *Op. cit.*, vol. IV, p. 68 et suivantes.

d'aphasies sensorielles. Ici s'arrêtent nos connaissances scientifiques basées sur l'expérience; mais nous supposons alors, avec beaucoup de vraisemblance, pour expliquer ces troubles cliniques, que dans les aphasies motrices c'est la perte des images motrices qui, détruites, et par conséquent ne pouvant plus s'évoquer, ne transmettent plus l'ordre des mouvements nécessaires aux cellules pyramidales de l'écorce du cerveau, d'où abolition de la fonction.

De même, pour les aphasies sensorielles, il nous est permis de croire que les images verbales, auditives et visuelles antérieurement acquises étant détruites, les sensations nouvelles, visuelles ou auditives, n'évoquent plus ces images antérieures et ne peuvent être comprises bien qu'étant perçues.

Au delà de ces notions précises et de ces hypothèses vraisemblables que nous a léguées la doctrine des localisations cérébrales, nous ne savons rien; en saurons-nous plus un jour ? Il est permis d'en douter. Les fonctions psychiques en effet « siègent dans les innombrables *neurones* d'association de forme et de volume très variés, dont les arborisations terminales sillonnent en tous les sens la substance grise de circonvolution. Ces neurones n'ayant pas de projection capsulaire, n'étant nullement groupés en îlots anatomiquement séparés, ne sont pas accessibles à nos moyens d'expérimentation. Ils échappent même à la méthode anatomo-clinique, à cause des retentissements lointains et à extension indéterminable des lésions, même les plus limitées du cortex. Tout porte à croire cependant que les fonctions qui leur sont attribuées ne sont pas localisables. *C'est vraisemblablement courir après une chimère que de rechercher le siège de l'intelligence, de la mémoire, du jugement, de la volonté.* Ces mots qui, dans le langage scholastique, représentent des entités, ne sont, en réalité, que des abstractions qui nous ont trop longtemps fait illusion et nous donnent encore trop souvent une idée fausse des phénomènes très complexes qu'ils désignent. L'intelligence est, en physiologie, quelque chose d'analogue à ce qu'en économie sociale on appelle l'Etat.

» Ce mot Etat est, lui aussi, un substitut qui représente une forme abstraite, une réalité infiniment complexe, une puissance organisée dont l'action s'exerce par l'intermédiaire d'une foule d'agents subordonnés les uns aux autres, et répandus sur toute la surface du territoire, de telle sorte qu'il faudrait supprimer l'armée des fonctionnaires de tous les ordres, pour détruire d'un coup le mécanisme administratif, judiciaire, militaire, universitaire, religieux, dont l'ensemble constitue l'Etat.

» De même l'intellect est fragmenté en une infinité de parcelles. Chaque cellule cérébrale en détient une partie : aucune n'en est l'organe exclusif. Rien, jusqu'à présent, ne permet de supposer qu'il existe un centre de l'intelligence, un centre de la conscience, un centre du jugement, etc., etc. (1). »

Qu'on nous pardonne cette longue citation, mais à ces paroles d'un maître, paroles qui résument si admirablement cette grande question de la localisation des facultés psychiques, il serait superflu d'ajouter quelque chose. Nous allons seulement jeter un regard en arrière et résumer brièvement ce qui découle du chapitre que nous venons d'écrire.

Nous transformons en sensations visuelles, auditives, tactiles ou autres les impressions extérieures, modes divers du mouvement, que nous ont transmis nos sens. Sur ces matériaux divers s'exercent notre imagination et notre intelligence pour former de nouveaux souvenirs qui seront davantage nôtres, œuvre véritable de notre esprit. Mais celui-ci ne s'exerce pas à vide; il ne crée rien, et l'expérience antérieure lui est nécessaire pour agir. Cette complexe et délicate fonction qui consiste à fixer, conserver, évoquer et reconnaitre les images peut se déranger, ne plus fixer d'images nouvelles, perdre complètement les anciennes, ou simplement ne plus pouvoir les évoquer.

(1) Pitres, Discours d'ouverture du Congrès français de médecine, 3e session. Nancy, 1896.

Il se peut au contraire que celles-ci s'évoquent en plus grand nombre que normalement; il se peut enfin que nous les croyions nouvelles et œuvre de notre intelligence. Ces différents troubles constituent les « Maladies de la Mémoire », maladies complexes que l'on a trop souvent le tort de croire simples, comme si un fait intellectuel pouvait être simple.

Mais, en terminant, nous voudrions insister sur le rôle que jouent les souvenirs chez beaucoup de personnes, nous dirions même chez la plupart des gens. Combien, en effet, incapables d'avoir une idée neuve, c'est-à-dire de trouver une combinaison nouvelle, *inédite,* des matériaux à leur disposition, vivent sur leurs réserves de mémoire, causent en citant des proverbes et en racontant des anecdotes.

Ce fait est surtout fréquent chez le vieillard dont l'esprit fatigué semble ne plus pouvoir créer et puise dans ses provisions intellectuelles d'autrefois, comme, au point de vue physique, il nourrit son corps débile à l'aide des rentes qu'il a jadis amassées. Chez eux, comme l'a dit un romancier moderne « le souvenir seul est resté. Le souvenir, cet embellisseur de toutes choses, qui a la suave et immatérielle délicatesse du reflet des arbres penchés sur le courant d'une rivière. L'eau s'enfuit et se renouvelle incessamment; mais le reflet demeure, toujours insaisissable et toujours délicieusement tendre. »

CHAPITRE II

Des hypertrophies générales et partielles de la mémoire

SOMMAIRE : Rôle de la mémoire chez les peuples primitifs : les druides et la mémoire. — Hypertrophies de la mémoire : chez les rois et les hommes d'Etat; — chez les musiciens, les peintres et les sculpteurs; — chez les écrivains sacrés et profanes, les orateurs ; — chez les prestidigitateurs et les joueurs d'échecs. — Les enfants prodiges; une observation nouvelle d'enfant précoce. — Calculateurs prodiges. — Trois observations d'hypertrophies partielles de la mémoire. — La mémoire et son hypertrophie chez les idiots. — Conclusions.

Nous avons vu au début du précédent chapitre quelle était l'importance de la mémoire dans les civilisations antiques. L'écriture n'étant pas encore inventée il fallait tout confier à l'esprit : traditions, formules, religions, sciences, poèmes, etc. De là la nécessité de développer la mémoire chez les initiés, les prêtres. Les hymnes védiques, dont l'ensemble forme un volume de dimension très respectable, se transmirent pendant huit siècles par la mémoire, l'écriture n'étant pas encore connue dans l'Inde (1).

Les chants du divin Homère, le poème des « Travaux et des Jours » d'Hésiode, et nombre d'autres dont nous ne possédons

(1) DELAUNAY, Communication à la Société de Biologie, 1879.

aujourd'hui que des fragments, furent longtemps légués oralement de génération en génération avant d'être écrits. Les aèdes allaient, les chantant de ville de ville, modifiant parfois le texte et ajoutant aussi quelques vers de leur cru.

Dans une civilisation qui nous touche de plus près, dans celle des Gaules, nous trouvons un exemple frappant de l'importance qu'on accordait jadis à la mémoire. Les jeunes gens qui voulaient entrer dans le collége sacré des DRUIDES travaillaient vingt ans à s'en rendre dignes. S'il faut en croire Jules César, il ne leur était pas permis d'écrire durant les leçons qui leur étaient faites. « Je crois, dit l'illustre conquérant, qu'ils défendent de rien écrire pour deux raisons : la première, afin que leur doctrine ne soit connue de personne et qu'elle en paraisse plus mystérieuse; la seconde, afin que ceux qui sont obligés d'apprendre les vers, n'ayant point le secours des livres, soient plus soigneux de cultiver leur mémoire ». Et pourtant ils n'ignoraient pas l'existence de l'écriture. On trouve en effet dans les traditions irlandaises trace d'une écriture sacrée (OGHAM) dont on a voulu découvrir des vestiges sur les monuments druidiques. Après ces vingt années d'études, l'élève druide subissait un examen et on ne l'admettait que s'il pouvait, sans erreur, réciter plusieurs milliers de vers. Les religions modernes sont moins sévères, et il y a loin des quelques phrases latines, bagage obligatoire de nos prêtres, aux milliers de vers de nos ancêtres les Celtes.

A mesure que l'importance de l'écriture allait grandissant, le rôle de la mémoire s'effaçait de plus en plus. Aujourd'hui c'est l'apanage de quelques races d'avoir conservé des aptitudes remarquables pour se souvenir : les Slaves, par exemple, dont personne ne contestera la facilité à apprendre les langues. M. Delaunay parle aussi de la mémoire surprenante des Chinois et des nègres (1).

(1) DELAUNAY, *Op. cit.*

Mais si certaines races ont le privilège de posséder des individus doués de mémoires remarquables, il y a certaines professions dans lesquelles la mémoire joue un rôle prépondérant et qui exigent des aptitudes particulières de ceux qui les embrassent. Et d'abord (à tout seigneur tout honneur) le métier de gouverneur des hommes, de roi, d'empereur, d'homme d'Etat, exige (pour être exercé convenablement) un développement tout spécial de la mémoire. Certains princes n'ont point failli à cette condition, ainsi que nous l'apprend l'histoire. Le héros grec, AGAMEMNON, fils d'Atrée, doit son nom à l'excellence de sa mémoire. CYRUS, roi de Perse, savait, au dire d'Hérodote, le nom de ses trente mille soldats. Un autre roi de Perse, le fils d'Artaxerxès Longue-Main (l'Assuérus de l'Ecriture) fut appelé ARTAXERXÈS MNEMON à cause de sa mémoire merveilleuse. THÉMISTOCLE, l'illustre homme d'Etat, connaissait le nom de tous les habitants d'Athènes. Durant son exil il apprit parfaitement, en une seule année, la langue persane, quoique celle-ci fût fort difficile à acquérir. Un homme, raconte Plutarque, venant un jour proposer à Thémistocle un secret pour aider la mémoire : « J'aimerais mieux, répondit celui-ci, un secret pour oublier ce que je voudrais ». Mais comme a dit depuis Tacite : « Il n'est pas au pouvoir des hommes de perdre la mémoire. »

D'autres hommes d'Etat et des guerriers, des Romains ceux-là, se montrèrent égaux aux Grecs pour la puissance de leur mémoire : tels furent FABIUS MAXIMUS, le vainqueur des Samnites; SCIPION L'ASIATIQUE, qui se rendit populaire dans l'armée en appelant par son nom chacun de ses soldats, et enfin l'illustre LUCULLUS (1) qui mourut du reste dans la démence à l'âge de soixante-sept ans. APPIUS CLAUDIUS, qui fut consul l'an de Rome 301, a laissé une renommée semblable. CYNÉAS, envoyé de Pyrrhus à Rome, eut assez de

(1) Lucullus habuit divinam quamdam memoriam rerum, verborum majorem (CICÉRON, *Hortensius*).

deux jours pour savoir le nom de tous les sénateurs et des hommes en vue. Un autre adversaire des Romains, plus célèbre que Pyrrhus, MITHRIDATE, roi de Pont et de Bithynie, haranguait en sa langue chacun des peuples qu'il avait en sa domination. Or, d'après Aulu-Gelle, il commandait à vingt-cinq nations différentes, à quarante même d'après Pline. « Ce fait, dit Louyer-Willermay, paraîtra moins extraordinaire, quand on remarquera avec Gesner (*Mithridates*) que toutes ces nations étaient de race slave et illyrienne comme les anciens Daces et Sarmates, d'où sont venus les Polonais, les Moscovites et Russes d'aujourd'hui : de sorte qu'elles parlaient différents dialectes d'une seule langue mère, comme à présent la langue slave (1). »

JULES CÉSAR, grâce à sa mémoire, pouvait, à la fois, dicter jusqu'à dix lettres à ses secrétaires. Cicéron dit de lui « qu'il n'oublia jamais rien que les injures ». Un autre César, OTHON, le successeur de Galba, fut élevé à l'empire à cause de sa mémoire; il s'était, en effet, rendu populaire, par le moyen de Scipion l'Asiatique, en connaissant et appelant chaque soldat par son nom. L'empereur ADRIEN, qui mourut l'an 138 de notre ère, fut célèbre par son habileté dans les sciences et dans les lettres. D'après Spartien, il se souvenait de tout, et Sénèque, doué lui-même, comme nous le verrons plus loin, d'une excellente mémoire, rend hommage à l'étonnante faculté d'Adrien.

Dans l'histoire moderne, pour ne pas prolonger cette énumération, nous ne citerons que LOUIS XIV et NAPOLÉON Ier. LOUIS XIV, rencontrant un jour un homme dans ses appartements, lui dit : « N'êtes-vous pas au duc de *** ? Je le reconnais aux boucles d'or de vos souliers qui lui appartiennent ». C'est encore le grand roi qui, en exerçant ses mousquetaires, dit à l'un d'eux : « Vous avez un cheval qui a été volé il y a cinq ans à un de vos camarades ». Quant à NAPOLÉON, sa

(1) LOUYER-WILLERMAY, Article « Mémoire » (in *Dictionnaire des sciences médicales*).

prodigieuse mémoire est tellement connue que nous jugeons inutile d'en donner un seul exemple.

Les personnes qui cultivent les arts, la musique et le dessin en particulier, ont besoin de posséder des mémoires spéciales bien développées. On trouve, du reste, des exemples de tours de force accomplis par des artistes et qui tiennent du prodige. Et d'abord l'exemple si souvent cité de MOZART, transcrivant de mémoire, après deux auditions, le *Miserere* d'Allegri de la Chapelle Sixtine dont il était défendu de livrer copie.

Un autre musicien célèbre qui fut en même temps poète, peintre et architecte, DONIZETTI, jouissait d'une merveilleuse mémoire musicale. « L'impresario de Bologne, lisons-nous dans le Grand Dictionnaire universel de Larousse, refusait à à son ancien professeur Mayr de lui laisser prendre copie d'un de ses opéras. Donizetti lui promit de le tirer d'embarras. Il alla *deux fois* entendre l'ouvrage, puis envoya à Mayr la partition tout entière écrite de mémoire depuis la première note jusqu'à la dernière..... Cette grande mémoire pourrait expliquer jusqu'à un certain point les fréquentes réminiscences de Rossini et de Bellini que l'on rencontre chez l'auteur de la *Lucie* ». Donizetti, du reste, mourut fou à l'âge de cinquante-deux ans. On essaya sur lui, pour guérir sa folie, plusieurs expériences musicales qui ne donnèrent aucun résultat. « Un seul morceau, dit l'auteur de l'article cité plus haut, la cavatine de la Folie dans *Lucie*, produisait sur lui quelques impressions. Aux premiers accords il levait la tête, ouvrait les yeux et battait la mesure; puis, quand la cavatine était finie, sa tête retombait sur sa poitrine et ses yeux, où brillait naguère l'étincelle du génie, se soulevaient ternes et mornes pour retomber dans leur vague fixité. »

Gall raconte l'histoire d'une demoiselle BIANCHI, âgée de cinq ans, qui répétait tout ce qu'elle avait entendu chanter ou exécuter sur le piano et qui retenait par cœur des concertos entiers qu'elle avait entendus tout au plus deux fois. Elle n'était douée, du reste, de cette mémoire étonnante que pour la *musique* (1).

On nous a parlé d'une jeune fille créole qui, venue en France à la suite de sa sœur mariée à un officier de marine, présente une aptitude remarquable pour retenir la musique. Elle n'a jamais appris cet art et ne sait jouer d'aucun instrument; mais il lui suffit d'entendre exécuter une seule fois un morceau même très difficile; aussitôt elle court au piano, et joue en entier, sans aucune erreur, ce qu'elle vient d'entendre.

Un jour, après avoir exécuté fort brillamment une page hérissée de difficultés, elle céda le piano à une dame et resta derrière elle, semblant suivre attentivement la musique. Lorsque l'exécutante parvint au bas de la page elle fut très étonnée que la jeune fille n'eût pas la complaisance de tourner les feuillets et on eut toutes les peines du monde à la persuader ensuite que cette personne qui venait de jouer un morceau si difficile ne savait pas lire les notes et n'avait jamais appris le piano. Nous pourrions multiplier les exemples; ceux que nous avons cités suffisent à montrer l'hypertrophie partielle de la mémoire chez les musiciens.

On trouve chez les peintres, les dessinateurs et les sculpteurs des exemples plus étonnants peut-être. Brierre de Boismont raconte d'après Abercombrie « qu'un peintre reproduisit de mémoire et sans l'aide d'aucune gravure, un tableau de Rubens représentant le martyre de saint Pierre dans l'église du même nom à Cologne, enlevé lors de l'occupation des provinces rhénanes, en 1805, par les Français ». L'imitation en est si parfaite qu'il faut quelque attention pour distinguer la copie qui est placée près de l'original (2).

Brierre de Boismont rapporte également la curieuse histoire qu'on va lire : Un sculpteur célèbre fut un jour appelé par un jeune homme auprès du lit de mort de la sœur de ce

(1) Gall, *Op. cit.*, t. IV, p. 112.
(2) Brierre de Boismont, *Des Hallucinations*, p. 452.

jeune homme. Pour ne pas impressionner la mourante, il pénétra près d'elle déguisé en commis joaillier; pendant que la jeune fille choisissait un bijou il la regarda attentivement. Il put ensuite, de mémoire, faire sa statue parfaitement ressemblante. Un an après le père du jeune homme vint à son tour chercher le sculpteur pour son fils mourant de la même affection qui avait enlevé sa fille. Déguisé cette fois en garçon tapissier l'artiste pénétra dans la chambre mortuaire et, sous prétexte de réparations, il disposa la glace de façon à considérer l'image du moribond. Il fit un buste tout aussi remarquable et qu'on plaça à côté du premier.

Horace Vernet qui fit de mémoire le beau portrait du frère Philippe, et Gustave Doré présentaient cette faculté de mémoire visuelle à un très haut point; après avoir considéré leur modèle ils pouvaient le dessiner de mémoire et la netteté de leur représentation mentale était telle qu'ils en avaient une véritable hallucination.

Certains professeurs de dessin s'efforcent de développer cette faculté chez leurs élèves, et Brierre de Boismont cite le cas du professeur Boisbaudran de l'Ecole Impériale de dessin de Paris, qui exerçait ses élèves en leur mettant devant les yeux un modèle qu'il enlevait ensuite pour le faire dessiner de mémoire: on a constaté que la netteté de la représentation mentale s'accentuait notablement avec l'exercice.

Quittons les peintres maintenant pour parler des écrivains et tout d'abord des écrivains sacrés. Un certain nombre de ceux-ci sont demeurés illustres à cause de leur mémoire. Tout d'abord Esdras qui, suivant Eusèbe de Césarée, ne put rétablir les livres sacrés des Juifs, que les rois de Chaldée avaient brûlés, que grâce à ce qu'il les savait par cœur.

Des Pères de l'Eglise sont restés légendaires à ce propos: Saint Jérome connaissait les langues latine, grecque, hébraïque, chaldéenne, perse, mède, etc. Non seulement il parlait ces langues mais il possédait leurs littératures.

Saint Antoine ensuite, en Egypte, retint par cœur toute la Bible qu'on lui avait lue: il ne savait pas lire lui-même.

SAINT ANTONIN, archevêque de Florence, âgé de seize ans put en quelques mois retenir par cœur « un énorme in-folio de décrets, de conciles et de canons, au point qu'il indiquait le lieu et la page où telle phrase se trouvait. »

La mémoire du pape CLÉMENT VI a donné lieu à deux interprétations. Clément VI lui-même a prétendu que sa mémoire s'était développée à la suite d'une chute sur la tête, ce qui n'est peut-être pas impossible. Une seconde interprétation, moins plausible, consiste à dire que le pape dont la mémoire diminuait, travailla tant pour l'agrandir qu'il ne pouvait ensuite rien oublier de ce qu'il avait vu ou lu, comme l'a raconté Pétrarque. Quoi qu'il en soit, sa prodigieuse mémoire est restée un fait classique.

Citons encore JÉROME ALEANDER, cardinal, l'évêque de Lincoln THOMAS WALSON et le théologien JEAN YONG, qui, tous deux, firent vingt ans de captivité dans la même prison, l'évêque CUTHBERT TONSTALL, le jésuite PIERRE CANIS, BULLOCH, « auteur de la Concordance des Bibles », SAINT THOMAS D'AQUIN « qui n'oublia rien », et le frère servite PAOLO SERVI qui avait beaucoup lu et tout retenu.

Mais l'ecclésiastique le plus illustre au point de vue qui nous occupe et le plus digne de l'être, comme on en pourra juger, est le cardinal JOSEPH MEZZOFANTI, né à Bologne en 1771 et mort à Rome le 15 mars 1848. Celui-là a tout su de ce qu'il était possible de savoir à l'époque. A quinze ans il avait « *fait sa philosophie* », connaissait plusieurs des langues modernes et parlait grec et latin, langues qui lui furent enseignées par le célèbre Emmanuel da Ponte.

En 1797, Mezzofanti fut ordonné prêtre. Très occupé par les soins de son ministère, il apprit néanmoins l'histoire, la géographie, la botanique et composa des vers. La liste des langues qu'il avait étudiées a été dressée par son biographe, le chevalier G. Stolz dans le *Giornale di Roma* (Nous ne faisons que copier) : albanais, américain, anglais, angola, arabe, araméen, arménien, arménien moderne, bulgare, catalan, chaldéen, celtique, chilien, chinois, copte, curacien, danois, écossais, espagnol, éthiopien, français, géorgien, grec, grec moderne, hébreu, hébreu rabbinique, hollandais, hongrois, illyrien, indoustani, irlandais, italien, kurde, latin, lithuanien, malais, maltais, mongol, norwégien, pégnan, persan, polonais, portugais, réthien, russe, samaritain, sanscrit, sarde, singalais, suédois, suisse(?), syrien, tartare, tudesque, turc, valaque et enfin la langue des zingaris ou tsiganes :

Non seulement, paraît-il, Mezzofanti connaissait toutes ces langues, mais encore pour un certain nombre d'entre elles il savait leurs dialectes. Il était capable de deviner la province d'un Italien aux premiers mots prononcés par celui-ci.

D'ailleurs, l'illustre cardinal n'a jamais rien écrit, à part un éloge de son maître Emmanuel da Ponte.

Si des écrivains sacrés et des théologiens nous passons aux écrivains profanes, nous trouverons que ces derniers, sous le rapport de la mémoire, ne le cèdent en rien aux autres. Sans aller rechercher des exemples dans la littérature antique, commençons seulement par un de nos plus illustres prosateurs, RABELAIS, le joyeux curé de Meudon, qui connaissait les langues anciennes et modernes, la grammaire, la poésie, la philosophie, l'astronomie, la jurisprudence et la médecine : on retrouve du reste dans son œuvre trace de sa gigantesque érudition.

PERRON, d'après Gall, étudia lui-même le grec, l'hébreu, la philosophie et les poètes et fut un prodige de mémoire. RENAUDOT savait dix-sept langues et l'histoire. CRÉBILLON est demeuré célèbre encore aujourd'hui par son habitude de n'écrire ses pièces qu'au moment de les livrer au théâtre. Il récita de mémoire sa tragédie de *Catilina* en entier quand il la présenta aux acteurs. Jamais, a-t-on dit, il n'a rien oublié de ce qu'il avait appris.

Le poète anglais MILTON « était, dit Gall, doué de la plus vigoureuse mémoire, de sorte que toutes les études de sa jeunesse étaient présentes à sa pensée; son Histoire d'Angleterre suppose la connaissance et la comparaison de tous les écrivains contemporains et même de ceux qui ont mis en œuvre les premiers matériaux. Sortie des mains d'un aveugle, c'était un prodige aussi étonnant que le poème du *Paradis Perdu*. Il fut l'auteur de principes de grammaire, de dictionnaires et savait le latin, l'hébreu, le grec, le syriaque, etc., etc. (1). »

« En trois ans, dit Théophile Gautier cité par Brierre de Boismont, LOUIS LAMBERT (nom véritable du grand romancier BALZAC) s'était assimilé la substance des livres qui, dans la bibliothèque de son père, méritaient d'être lus. Sa mémoire était prodigieuse. Il se souvenait avec la même fidélité des pensées acquises par la lecture et de celles que la réflexion ou la conversation lui avait suggérées. Enfin il possédait toutes les mémoires : celles des lieux, des noms, des mots, des choses, des figures; non seulement il se rappelait les objets à volonté, mais encore il les voyait en lui-même éclairés et colorés comme ils l'étaient au moment où il les avait aperçus (2). »

On connaît l'intensité des souvenirs chez Flaubert, qui, raconte Taine, en écrivant l'empoisonnement d'Emma Bovary avait si bien le goût d'arsenic dans la bouche, qu'il vomit son diner à plusieurs reprises. Il y a là un phénomène hallucinatoire prenant entièrement sa source dans la mémoire et anologue à celui que nous avons signalé plus haut chez les peintres.

De tous les écrivains, c'est l'historien qui a le plus recours à sa mémoire; aussi, certains d'entre eux ont-ils possédé une puissance merveilleuse de souvenir. MACAULAY, l'historien anglais, avait une excellente mémoire, bourrée de faits relatifs à l'histoire; d'après Trevelyan cité par James Ross (3) il était toujours prêt à accepter un défi relatif à quelque tour de force de mémoire. Il avait un jour écrit de mémoire les noms des lauréats de l'Université de Cambridge pendant une

(1) GALL, *Op. cit.*, t. IV, p. 81 et suivantes.
(2) BRIERRE DE BOISMONT, *Op. cit.*
(3) J. ROSS, *On Memory*.

période de cent ans, ce qui constituait trois colonnes s'alignant sur quatre grandes pages. Une autre fois, mis au défi par sir David Dundas de réciter par cœur la liste des papes, il répondit qu'en effet il s'embrouillait toujours dans « les Innocents », mais il put débiter d'une haleine la succession des archevêques de Canterbury; il fallut l'arrêter en route.

« Tous les orateurs, dit Louyer-Willermay, ne peuvent exercer leur talent, à moins de se préparer une excellente mémoire [1] ». CICÉRON, CRASSUS, CORNIFIGUS, HORTENSIUS, se rendirent célèbres par leur mémoire. Ce dernier, provoqué à montrer l'excellence de la sienne, retint, après une vente, les prix de tout ce qui avait été vendu avec les noms des acheteurs et des vendeurs. PORTIUS LATRO, toujours au dire de Louyer-Willermay, « n'avait pas besoin d'apprendre par cœur les discours qu'il devait prononcer; c'était assez pour lui de les avoir écrits et il les écrivait avec la même fougue qu'il les débitait; il n'en oubliait aucun. »

Parmi les orateurs modernes, pour ne pas prolonger cette énumération, nous ne citerons que GAMBETTA dont la mémoire prodigieuse est connue de tout le monde.

Après les orateurs, nous parlerons des acteurs. Ceux-ci possèdent la mémoire des physionomies et des gestes. On raconte de GARRICK qu'il était doué d'une faculté merveilleuse d'imitation, preuve qu'il retenait auparavant les gestes et les traits saillants des physionomies. Il n'avait, parait-il, rien perdu du cortège de la cour composé de Louis XV, du duc d'Aumont, du duc d'Orléans, de MM. d'Aumont, de Brissac, de Richelieu, le prince de Soubise, etc. Tous ces hommes illustres, qu'il *vit passer une seule fois*, se gravèrent profondément dans sa mémoire. Il les imita ensuite de si parfaite façon, que tout le monde reconnut chaque personnage qu'il contrefaisait.

On sait enfin que la grande actrice RACHEL obtint sa renommée si bruyante grâce surtout à sa mémoire. Elle n'a, parait-

(1) LOUYER-WILLERMAY, *Op. cit.*

il, jamais lu les tragédies qu'elle jouait de si parfaite façon : elle savait sa réplique et retenait merveilleusement les jeux de scène et les gestes qu'on lui avait *serinés*. C'est elle qui, après une représentation de *Phèdre*, où le public l'avait acclamée à plusieurs reprises, demandait ce que signifiait cette histoire qui faisait pleurer tous les spectateurs.

Nous pourrions encore parler de la merveilleuse mémoire que possèdent les gens de police. Cette mémoire existe aussi chez un certain nombre de personnes appelées par métier à voir tous les jours des figures nouvelles, les garçons de café par exemple. Dans cette dernière profession certains s'illustrèrent même par d'autres aptitudes mnémoniques; tel, par exemple, ce garçon du Helder dont l'histoire est partout, qui connaissait l'Annuaire de l'Armée par cœur et l'histoire militaire de chaque officier.

Sont aussi remarquables par la précision de leurs souvenirs les garçons de bibliothèque qui connaissent un grand nombre des numéros d'ordre des ouvrages qu'ils ont à distribuer, les employés de certains bureaux, qui, ayant chaque jour à écrire beaucoup de noms propres, finissent par les retenir tous. Nous n'en finirions plus si nous voulions passer en revue toutes les professions dans lesquelles on peut trouver des hommes à mémoire extraordinaire. Parlons toutefois de la mémoire chez les prestidigitateurs et chez les joueurs d'échecs.

Empruntons à un article de la *Revue Scientifique* la curieuse description qu'on va lire touchant les prestidigitateurs. « En ce qui concerne l'apprentissage de la vue, Robert Houdin donne des renseignements intéressants. Il avait toujours admiré, chez les pianistes, leur faculté de déchiffrer d'un regard un grand nombre de points noirs, de les lire et de les transformer finalement en mouvements. Il comprit de quel secours pouvait être pour son art cette faculté et commença une série d'exercices dont je dirai quelques mots. Comme on le sait, quand plusieurs objets sont placés à côté les uns des autres, tant que leur nombre ne dépasse pas un certain chiffre, ordinairement cinq, la somme en peut être faite sans travail spécial de l'esprit; mais dès que le nombre est dépassé, il faut une certaine réflexion, et il n'y a que peu de personnes, exercées d'ailleurs à cet effet, qui puissent avoir une perception immédiate assez nette pour faire ce travail instantanément.

» Robert entreprit, de concert avec son fils Emile, d'augmenter sa faculté de perception en s'exerçant à estimer le nombre de dominos sortis au hasard d'un jeu; après beaucoup de travail, il réussit à porter la limite jusqu'à douze. Il opéra ensuite, non plus sur des objets semblables, mais sur des objets dissemblables. Se promenant dans la ville avec son fils, ils regardaient avec attention les étalages des boutiques devant lesquelles ils passaient, puis s'arrêtant quelques pas plus loin, notaient les objets qu'ils avaient pu embrasser du coup d'œil. Au début, ils ne pouvaient guère discerner nettement que quatre ou cinq objets au plus, mais, après quelques mois d'exercice, ce nombre fut porté à trente et même souvent jusqu'à quarante par le petit Emile. Cette faculté de perception extraordinaire permit à Robert Houdin d'accomplir des tours surprenants et notamment ses expériences de *seconde vue* qui excitèrent si vivement l'attention du public en 1840 et 1850 (1). »

La mémoire chez les joueurs d'échecs a été signalée en quelques pages intéressantes par Taine. Mais on la trouve surtout bien étudiée dans le très remarquable ouvrage de M. Binet sur la *Psychologie des grands calculateurs et joueurs d'échecs.*

De l'enquête de M. Binet il résulte que les personnes qui peuvent jouer aux échecs sans voir (et Zukertort a pu jouer ainsi jusqu'à seize parties à la fois) ont le plus souvent recours à la mémoire visuelle. Trois éléments sont du reste en cause : l'érudition, la mémoire, l'imagination.

L'imagination est le terme employé par les joueurs pour

(1) Rells, *La Psychologie de la Prestidigitation.*

désigner la *visualisation*. Cette visualisation est « le plus souvent abstraite, c'est-à-dire qu'elle abstrait, qu'elle détache, qu'elle arrache de l'objet visualisé les seules qualités nécessaires aux combinaisons du jeu; ces qualités étant la position réciproque des pièces et leur mouvement, l'image du joueur est une image de positions fixes et de mouvements possibles, c'est-à-dire *une image visuelle géométrique* (1). »

Cette mémoire visuelle, a montré Binet, est pure; la mémoire verbale peut seulement l'aider en la renforçant et en bouchant les trous.

« Le second élément du jeu sans voir est la mémoire de récapitulation, ou faculté de répéter tous les coups dans l'ordre même où ils ont été joués. Le jeu sans voir repose sur un exercice de ces deux mémoires, la mémoire de position et la mémoire de récapitulation. Cette distinction paraît être beaucoup plus importante que celle qu'on fait d'ordinaire dériver de la nature visuelle et verbale des images. Ce n'est point une distinction d'école, mais une distinction réelle, qui nous a été proposée spontanément par un grand nombre de joueurs à l'aveugle.

» La troisième condition du jeu sans voir est difficile à résumer en quelques mots. Les joueurs la désignent sous le nom d'érudition et de pratique de l'échiquier... Elle consiste dans une masse considérable de connaissances dans lesquelles le souvenir récent d'une partie en cours vient se fondre (2). »

Ce qui est encore remarquable chez les joueurs d'échecs, c'est l'étendue de leur mémoire. L'un, Paul Morphy, dont on allait publier les parties célèbres, constata dans le manuscrit l'oubli de certaines d'entre elles. Aussitôt il les dicta; il y en avait ainsi huit ou dix jouées huit mois auparavant. M. Binet explique cette persistance du souvenir, que nous ne retrouverons pas tout à l'heure chez les calculateurs prodi-

(1) Binet, *Op. cit.*, p. 338.
(2) Binet, *Op. cit.*, p. 339.

ges, par la liaison des idées qui n'existe pas lorsqu'il s'agit de chiffres. Il y a là des rapports, des faits reposant sur le raisonnement qui, par conséquent, se gravent davantage dans l'esprit. On le voit, par plus d'un côté, la mémoire des joueurs à l'aveugle est digne d'être donnée comme exemple d'hypertrophie extraordinaire, et d'être citée à côté des cas classiques.

Nous avons donné jusqu'ici un certain nombre d'observations de grandes mémoires; en rangeant par profession les individus qui sont doués de ces merveilleuses facultés, nous n'avons eu d'autre prétention que d'être clair. C'est une classification purement artificielle pour satisfaire l'esprit et à laquelle on ne doit attacher nulle importance. Nous allons maintenant rapporter d'autres exemples plus ou moins connus d'hypertrophies mnésiques, qui n'ont pu prendre place dans aucune des divisions artificielles que nous venons de tracer.

Louyer-Willermay, à qui nous avons déjà pris un grand nombre de faits, va encore nous fournir quelques cas curieux. D'abord MÉTRODORE, philosophe qui vivait du temps de Diogène le Cynique, était capable de retenir tout discours ou toute conversation qu'il avait entendus.

Pline cite CHARMIDAS qui récitait par cœur des volumes entiers de tous les livres qu'il avait lus.

« CARNÉADE, ce philosophe de Cyrène, disait qu'il pouvait se rappeler tout ce qu'il avait jadis étudié, en quelque endroit qu'on ouvrît un livre qu'il avait lu, ou plutôt gravé dans son esprit.

» THÉODECTE, disciple d'Aristote, ARCHIPPUS et LYSIADE, auditeurs de Pythagore, qui ouvrirent des écoles à Thèbes, possédaient des mémoires extraordinaires. APOLLONIUS DE TYANE, ce fameux thaumaturge, étonna les Indiens par l'étendue de la sienne, comme au XVIIe siècle, le jésuite MATHIEU RICCIUS se fit admirer des Chinois par l'excellence et la facilité de la sienne (1). »

(1) LOUYER-WILLERMAY, *Op. cit.*

PIERRE DE RAVENNE pouvait, de mémoire, réciter plusieurs milliers de termes. Non seulement il savait la théologie, le droit canonique et civil, l'Ecriture Sainte, mais encore connaissait toutes les affaires d'Italie. Il se glorifiait comme Bias de porter avec lui tout ce qu'il possédait.

HERMOGÈNE, rhéteur illustre, fut à l'âge de dix-huit ans, un homme remarquable par son savoir; à trente, il devint imbécile.

SIMPLICIUS, ami de saint Augustin, pouvait continuer sans broncher la suite de vers venant après une citation de Virgile faite au hasard, ou, au contraire, remonter à partir de celle-là. Saint Augustin dit qu'il était capable de réciter l'*Enéïde* à rebours; il savait également par cœur toutes les œuvres de Cicéron.

Saint Jérôme rapporte l'histoire d'un soldat, neveu de la sœur de l'évêque Héliodore, qui voulut se faire moine. Il sut bientôt toutes les œuvres des Pères de l'Eglise. « Il reconnaissait sur le champ qu'une citation était, ou de Tertullien, ou de Lactance, ou de saint Cyprien, etc. C'était une bibliothèque chrétienne vivante ». A citer encore le jurisconsulte LOUIS PONTANUS, FRANÇOIS TYGRI, professeur de droit à Pise, etc.

SÉNÈQUE retenait jusqu'à deux mille mots de suite, les récitant dans le même ordre qu'on les avait prononcés. « Il pouvait répéter à rebours plus de deux cents vers qu'on venait de lire. »

MAGLIABECCHI, après avoir lu un livre une fois, pouvait le dicter en entier.

Haller a connu un Allemand de Leipsick, du nom de MULLER, qui parlait vingt langues.

Louyer-Willermay parle d'un physiologiste suisse d'immense érudition qui savait déjà à huit ans le latin, le grec et l'hébreu.

Tout le monde a lu l'histoire de JOSEPH SCALIGER, apprenant tout Homère par cœur en vingt et un jours, et les autres poètes grecs en quatre mois.

M. Ribot, *Maladies de la Mémoire*, rapporte le fait si

connu d'Abercombrie : « Le docteur LEYDEN avait une faculté extraordinaire pour apprendre les langues, et il pouvait répéter très exactement un long *Act* du Parlement ou quelque document semblable qu'il n'avait lu qu'une fois. Un ami le félicitait de ce don remarquable, il répondit que, loin d'être un avantage, c'était souvent pour lui un grand inconvénient. Il expliqua que, lorsqu'il voulait se rappeler un point particulier dans quelque chose qu'il avait lu, il ne pouvait le faire qu'en se répétant à lui-même la totalité du morceau depuis le commencement jusqu'à ce qu'il arrivât au point dont il désirait se souvenir. »

Morel, *Leçons cliniques sur les maladies mentales*, raconte que CLAUDE MÉNÉTRIER répétait trois cents noms n'exprimant aucun sens après une seule audition.

Gall parle aussi de personnes qui, douées de la mémoire des mots, peuvent se rappeler, après une lecture ou une audition, un long passage de prose ou un certain nombre de vers. Il raconte même à ce propos une anecdote amusante. On présenta un jour, à Frédéric II de Prusse, un homme capable de réciter par cœur un morceau assez considérable qu'il aurait entendu une seule fois. Frédéric cacha cet homme derrière un paravent, un jour que Voltaire venait lui lire une pièce de vers de sa composition. Quand Voltaire eut fini de lire, son royal ami lui déclara que ces vers n'étaient pas nouveaux et qu'à coup sûr ils n'étaient pas de lui. On fit sortir l'homme de sa cachette, qui prétendit les avoir composés lui-même depuis plus de vingt ans. « Que l'on juge, dit Gall, de la fureur de l'irascible Voltaire, et des éclats de rire du philosophe de Sans-Souci. »

C'est encore à Gall qu'appartient le cas de cette jeune fille, douée d'une remarquable mémoire des mots, ayant appris son catéchisme très rapidement et pouvant longtemps après le réciter à rebours, mais oubliant toutes les commissions dont on la chargeait et n'ayant nulle mémoire pour les choses ordinaires de la vie.

La mémoire remarquable des naturalistes de toutes spécialités est-elle due, comme le prétend Gall, à ce que se livrent surtout à cette science les gens doués d'une mémoire spéciale ? Ou bien est-ce l'étude qui développe cette mémoire? Les deux choses ont lieu. Des personnes douées d'une mémoire spéciale pour cela même, se livreront à l'étude de l'histoire naturelle; ce seront elles seulement qui seront anormales. Celles dont la mémoire, au contraire, ne s'est développée que par l'étude présentent moins d'intérêt au point de vue spécial qui nous occupe.

Il existe même des développements de la mémoire en un seul point tout à fait limité, ce qui est des plus curieux à constater. « Je connais, a dit M. Binet, une dame qui a une mémoire extraordinaire pour les petits chiffres, par exemple pour les numéros d'adresse ; elle peut oublier l'adresse en se rappelant le numéro ; quand elle interrompt une lecture, elle se rappelle la page du livre où elle est restée, etc. Cette personne est incapable de calculer de tête ; et, de plus, quand on essaie de lui faire répéter une série de chiffres, elle n'en répète pas un nombre supérieur à la commune mesure; ce qui est développé chez elle, ce n'est pas l'étendue de la mémoire des chiffres, c'est la précision et la persistance de cette mémoire (1) ». Nous connaissons nous-même une dame qui se souvient de toutes les dates; rien n'est plus curieux que de l'entendre, en causant avec elle, vous dire : « Vous avez fait cela à telle époque, tel jour », à propos d'événements insignifiants. Toute sa mémoire est subordonnée aux dates et c'est à celles-ci qu'elle s'adresse pour évoquer ces souvenirs. Pour toute autre chose, sa mémoire est d'ailleurs très ordinaire.

Nous arrêterons là cette histoire anecdotique des grandes mémoires. Les conclusions sont du reste faciles à tirer. Presque tous les personnages dont nous avons parlé à propos de la mémoire sont des individus illustres, grands capitaines, poètes ou peintres renommés, c'est-à-dire à part du

(1) BINET et PHILIPPE, *Notes sur quelques calculateurs de profession.*

commun des mortels, sortant de l'état normal des autres hommes.

Or, quelqu'un qui n'est pas semblable au plus grand nombre est par cela même *anormal*. Ce n'est pas ici le lieu de renouveler une discussion souvent faite ailleurs. Nous pourrions certes signaler des tares héréditaires et personnelles chez plusieurs des grands hommes dont nous avons parlé et montrer par quels côtés ils sont anormaux. Mais d'autres que nous, avec plus d'autorité, ont discuté cette question. Pour nous, nous plaçant seulement à un point de vue tout particulier, nous dirons que l'homme normal étant celui chez qui toutes les facultés sont également développées et se font équilibre, tout individu doué d'une faculté, qui s'élève au-dessus des autres, rompant l'équilibre, est par cela même un être anormal.

Aussi, nous refusons-nous de considérer comme équilibrées les personnes chez lesquelles la mémoire s'est hypertrophiée et cela souvent aux dépens des autres fonctions psychiques. Nous dirons avec notre maitre M. Régis, que « la condition essentielle de l'état physiologique, au point de vue mental, est l'*harmonie*, c'est-à-dire la pondération de toutes les aptitudes et de toutes les facultés se faisant équilibre dans un accord aussi rapproché que possible de l'idéale perfection. Par contre, la *désharmonie* est le stigmate fondamental du vice cérébral d'organisation et on la retrouve de plus en plus, au fur et à mesure qu'on descend l'échelle des dégénérescences. On peut donc presque ériger en loi cette formule que plus un individu intellectuellement est harmonique, équilibré, plus il est normal; plus il est désharmonique, déséquilibré, plus il est anormal.

» Or, nulle part, peut-être, cet état de désharmonie, de déséquilibration n'est réalisé comme chez les individus qui possèdent une faculté isolée, monstrueusement hypertrophiée, fût-elle utile et féconde. L'histoire psychologique des hommes de génie, si grands par certains côtés, si inférieurs et si étranges par d'autres, est là pour le prouver, et on ne peut que répéter avec Schopenhauer lui-même, ce type de déséquilibré supérieur : « Le génie est plus voisin de la folie que l'intelligence moyenne [1]. »

Ainsi, l'hypertrophie de la mémoire est un signe d'anomalie, puisqu'elle est elle-même anormale. Mais la mémoire, avons-nous dit déjà à plusieurs reprises, est une fonction qui s'exerce en plusieurs temps et renferme des divisions nombreuses. On ne peut dire que la mémoire est hypertrophiée, que si chacun des temps que nous avons décrits fonctionne avec beaucoup plus d'intensité qu'à l'état normal, que si l'individu fixe mieux, conserve mieux, rappelle plus facilement et localise plus aisément les images que le commun des hommes.

En ce qui concerne les divisions des mémoires, nous dirons que plus l'hypertrophie sera partielle, plus l'individu sera anormal. C'est le cas des peintres et des musiciens célèbres, anormaux au suprême degré, chez lesquels une seule partie de la mémoire est hypertrophiée, mémoire des couleurs ou mémoire des sons.

Mais, si quelques-uns apportent en naissant ces prédispositions à l'hypertrophie partielle ou générale de la mémoire, d'autres, par nécessité, sont obligés de développer cette faculté. Dans les cas de mémoires extraordinaires, il nous semble donc juste de distinguer les individus doués réellement d'une mémoire remarquable de ceux qui l'ont acquise. Mais ces derniers mêmes n'ont pu développer cette faculté qu'aux dépens des autres et cela toujours en vertu de la loi d'équilibre. La somme d'énergie soustraite en faveur de la culture de la mémoire manquera ailleurs. Ces personnes, nées normales, se seront par l'étude rendues anormales. Nous ne saurions mieux comparer chez elles la mémoire qu'à ces fruits monstrueux qu'obtiennent certains horticulteurs au détriment du développement du reste de la plante : pommes énormes portées par des arbres grêles.

(1) Régis, *Un enfant précoce.*

Certes, nous ne nous dissimulons pas que les nombreuses observations que nous avons citées, n'ont aucune rigueur scientifique. Aussi, nous ne leur donnons qu'une importance relative. Dorénavant, tout cas d'hypertrophie partielle de la mémoire devra être étudié scientifiquement : il faudra recueillir l'observation avec autant de soin et même plus que s'il s'agissait d'un tabétique ou d'un cardiaque. Nous avons tenté d'appliquer ces principes à l'examen des quelques cas que nous avons pu observer, ou qu'on a bien voulu nous signaler : on lira plus loin ces faits curieux. Mais il y a autre chose à faire : nous n'en avons eu malheureusement ni le temps, ni les moyens ; nous voulons parler des études *psychométriques*. On devra se conformer aux instructions données par M. Binet, dans son *Introduction à la psychologie expérimentale* ; ce sera le devoir du futur historien des hypertrophies de la mémoire. Pour nous, nous avons essayé seulement de délivrer celui-ci du souci des recherches bibliographiques ; à chacun sa peine...

Ce monstrueux développement d'une faculté est surtout remarquable chez les enfants prodiges.

C'est, en effet, par la mémoire, nous dirons même rien que par la mémoire, que se font remarquer les enfants prodiges. Leur nombre est légion et vouloir faire en entier leur histoire nous entrainerait trop loin ; nous n'en citerons que quelques-uns. Nous rangerons parmi eux le fameux rhéteur Hermogène qui, à dix-huit ans, était déjà un prodige de savoir ; il devint, avons-nous dit déjà, imbécile à trente. C'est aussi dans la catégorie des enfants prodiges que nous placerons le trop fameux Pic de la Mirandole, qui naquit en Italie, près de Modène, en 1463, et mourut en 1494. « La philosophie, les langues, la poésie, les mathématiques, la jurisprudence, la théologie, les recherches d'érudition, les sciences occultes même furent les premiers et les seuls jeux de ce prodigieux enfant »... « Doué d'aptitudes extraordinaires, prodige de mémoire et d'étude, il ne fut cependant ni un penseur, ni un génie original et profond. »

Gall cite plusieurs exemples d'enfants prodiges : à Landau, un garçon de cinq ans savait par cœur tout le catéchisme, toutes les fables de La Fontaine, et un grand nombre d'autres poésies ; il apprit également par cœur, mais sans y rien comprendre, un volume entier du *Cours de Mathématiques* de Bezout ; il sait de la même manière beaucoup d'histoire et de géographie (1).

A l'âge de six ans, Baratier savait déjà plus de six langues, corrigeait les auteurs grecs et les traductions de ses devanciers. Louis Dufour de Longuerne fut, dès l'âge de quatre ans, un prodige de mémoire ; langues mortes et vivantes, théologie, philosophie ancienne et moderne, antiquités, belles-lettres, chronologie, géographie, rien ne lui était étranger. Il put dicter de mémoire une description historique de la France.

Gall eut lui-même le bonheur de contempler une de ces merveilles : le fils du docteur Perking. Cet enfant, âgé de onze ans, savait le latin, le grec, l'arabe et plusieurs langues vivantes (2).

Il ne faudrait pas croire toutefois que la précocité intellectuelle ait toujours une signification pathologique identique. Nous avons eu, en effet, l'occasion d'observer, au mois de mai dernier, un enfant prodige d'un genre tout particulier.

Cet enfant a été présenté par notre maître le docteur Régis à la Société de médecine de Bordeaux, et le *Journal de médecine de Bordeaux* a reproduit la communication de M. Régis, à laquelle nous avons fait un emprunt qu'on a pu lire plus haut. Nous reproduisons ici l'observation de notre jeune sujet, telle que nous l'avons recueillie à la consultation de notre maître, au mois de mai 1896.

Pierre M..., vingt-sept mois (père employé à la manufacture des tabacs de T...)

Antécédents héréditaires : Le père raconte n'avoir donné aucun signe

(1) Gall, *Op. cit.*, t. IV, p. 69 et suivantes.

(2) Gall, *Op. cit.*, t. IV, p. 80 et suivantes.

d'intelligence précoce ; il a même commencé très tard à parler. Il a eu dans son enfance un goût assez vif pour la mécanique, mais n'a présenté depuis aucune aptitude particulière. Bon comptable (c'est sa profession), il n'a à sa disposition qu'une mémoire assez médiocre ; ses frères et sœurs n'ont, eux non plus, présenté aucune particularité au point de vue intellectuel. La mère est très nerveuse, impatiente, impressionnable, sujette à des crises de larmes à la moindre contrariété ; elle a même eu des crises de nerfs à la suite du sevrage de son fils aîné. Elle a eu neuf frères ou sœurs dont quatre sont encore vivants. Un de ses frères, mort accidentellement à neuf mois, était très précoce et allait déjà chercher tout seul le pain dans l'armoire pour qu'on lui en donne. — Rien à signaler du côté des grands parents paternels ; la grand'mère maternelle est très nerveuse. — Pierre a eu un frère mort du croup, il lui reste encore un autre frère âgé de douze ans qui s'est montré très précoce. Il avait deux dents à deux mois et parlait très bien dès la fin de sa première année ; à six ans il connaissait les deux premières opérations d'arithmétique. Il jouit actuellement d'une bonne mémoire qui n'est pas néanmoins, de l'avis de ses parents, comparable à celle de son jeune frère. Il a des dispositions marquées pour la physique et la chimie pour lesquelles il manifeste parfois une véritable passion. Il se sert de ses connaissances pour jouer de mauvais tours, tels que : crever les conduites de gaz, enduire à la brume les toits de phosphore pour les rendre lumineux, etc. Il a également beaucoup d'aptitude pour la mécanique mais à un point de vue purement théorique, car il est très maladroit de ses mains. Il dessine pourtant assez bien et calcule facilement de tête. Reçu premier au concours de bourse du lycée, il a été interrogé même en dehors de son programme et a pu entrer en *cinquième moderne* avec des enfants plus âgés que lui.

Antécédents personnels : Notre bébé s'est toujours bien porté, à part un peu de diarrhée qu'il eut au mois d'août dernier ; jamais de *maux de tête* ; pas *d'attaques de vers*. Sommeil agité quelquefois mais seulement après des fatigues physiques ; rie et crie quelquefois aussi en dormant ; quelques terreurs nocturnes. Premières dents à huit mois et a commencé à marcher à treize mois et à parler à dix-huit. Il n'urine plus au lit depuis longtemps.

Etat actuel : Actuellement Pierre jouit d'une excellente santé. C'est un bel enfant, à la figure très mobile, intelligente, sans aucune malformation faciale ou cranienne à part *une saillie marquée des deux bosses frontales,* parlant beaucoup et très distinctement. Il faut le faire interroger par son père qui seul peut fixer son attention et auquel seul, du reste, il daigne répondre. On lui présente une histoire de France, celle sur laquelle il a regardé les portraits des rois. *Il ne sait pas lire* et cependant ne se trompe jamais pour désigner tel ou tel personnage. Il faut noter que les gravures de ce livre sont tout à fait banales et qu'il serait impossible à quelqu'un de nous de distinguer tel roi de tel autre sans l'aide du texte explicatif; c'est pourtant ce que fait l'enfant sans jamais commettre d'erreur. Il a appris le nom des rois en questionnant son père et cela très rapidement. On lui montre successivement les portraits de Hugues Capet, Louis le Grand, Lothaire, Philippe de Valois qu'il reconnaît immédiatement. Il sait un mot saillant sur chacun d'eux et quand on lui demande ce qu'a fait Philippe de Valois il répond aussitôt : « Il a perdu la bataille de Crécy ». La méthode inverse donne également des résultats identiques : si on lui demande qui a gagné la bataille d'Iéna, il répond que c'est Napoléon le Grand, et qui a mis sa culotte à l'envers, il montre le roi Dagobert. Il est impossible de le faire tromper sur aucun des rois de France; on lui présente un portrait qu'il reconnait être celui de Jean le Bon; on le distrait un moment, puis, ayant tourné la page, on lui montre le portrait de Charles V en lui disant que c'est Jean le Bon; il rectifie immédiatement et retourne la page pour montrer Jean le Bon.

On lui demande les chefs-lieux de la Gironde, de la Seine, la Loire-Inférieure, les Pyrénées-Orientales, du Lot, des Landes, de la Meurthe-et-Moselle; il répond imperturbablement. Il sait même sur chacun de ces chefs-lieux quelques particularités : qu'Ajaccio est le lieu de naissance de Napoléon Ier, telle autre ville la demeure de ses parents. Il sait aussi le chef-lieu de tous les départements français. Bien entendu ces notions lui ont été apprises de vive voix par son père, puisque Pierre ne sait pas encore lire. Il sait également la capitale de tous les Etats d'Europe. Si nous voulons faire l'épreuve inverse, à la question : où se trouve Londres? il répond : Angleterre; mais pour Rome, fatigué de nos questions, il s'en tire par une espièglerie en nous disant que le rhum est dans la bouteille.

Il reconnaît les gravures d'un livre qu'on lui a montrées la veille pour la première fois, distingue très bien les couleurs des images, les désigne quand on les lui demande et raconte les histoires dont ces gravures représentent quelques épisodes.

Il a chez lui demandé le nom qui se trouve sur chaque carte de visite reçue à l'occasion du jour de l'an et depuis, imperturbablement il nomme chaque carte, l'attribuant sans jamais se tromper à son véritable propriétaire. Nous voulons répéter l'expérience ; avec plusieurs cartes que nous donnons à son père, il apprend facilement les noms, les répète une fois, mais capricieusement se refuse à continuer, fatigué de cet interrogatoire qu'il trouve sans doute trop long.

Il connaît le nom de ses cinq doigts ; il retient du reste les noms très facilement mais ignore la valeur des chiffres. Ses parents craignant une méningite n'ont pas encore voulu lui parler calcul. Il écoute à la maison son frère apprendre ses leçons et en retient une partie. Il reconnaît tous les animaux sur les gravures et sait aussi le *Pater*, l'*Ave Maria*, mais refuse de nous les réciter. Il retient paraît-il également les airs de musique très facilement.

Entêté et capricieux, Pierre obéit mieux à son père qu'à sa mère.

En somme aucun phénomène cérébral. Son état est surtout névropathique ; il se met quelquefois en colère, trépigne et pleure.

Ajoutons enfin à cette observation cette note de M. Régis, extraite de sa communication à la Société de médecine de Bordeaux :

« ... J'ai soumis le petit Pierre à quelques expériences destinées à établir s'il se guidait, pour se reconnaître, sur la forme des objets et des images ou sur celle des caractères d'imprimerie. Il résulte de ces expériences qu'en ce qui concerne les rois, c'est par leur image qu'il les reconnait. Lorsqu'on cache l'image avec la main, il ne peut plus répondre ; si on vient à la découvrir lentement, à peine l'extrémité du chapeau ou des cheveux apparaît-elle, qu'il désigne le nom du roi. En revanche et contrairement à ce que j'aurais pensé, c'est d'après l'aspect des caractères d'imprimerie et non d'après la forme et les dimensions de la carte de visite qu'il parait en répéter les noms. Voici, résumé par son père, le résultat de l'expérience pratiquée à cet égard. Hier dimanche, j'ai fait apprendre à *Bébé* une dizaine de cartes, et pas sans peine, car il n'y prêtait aucune attention. Ainsi que vous me le recommandez, je les ai ensuite recouvertes avec du papier blanc, mais de façon à ne pas dénaturer leurs formes; néanmoins il ne s'y est plus reconnu et ce n'est que lorsque j'ai appuyé le papier de façon à rendre les caractères transparents que l'enfant a pu nommer les cartes. Cela ne m'a pas étonné, attendu que, sur une soixantaine de cartes qu'il connaissait au mois de janvier dernier, les deux tiers au moins avaient la même forme et les mêmes dimensions. Il est donc incontestable que les caractères seuls le guident. »

Cette intéressante observation, la seule peut-être et à coup sûr la plus complète qu'on ait jamais publiée sur un pareil sujet, a conduit notre maître, M. Régis, à diviser les enfants précoces en deux catégories : 1° ceux à précocité *partielle* ; 2° ceux à précocité *générale.*

Notre bébé, bien que brillant surtout par la mémoire et de quelle remarquable manière encore, est intelligent. Sa précocité n'est qu'un accident dans sa vie; en l'absence chez lui de toute tare morbide nous ne pouvons qu'accepter les conclusions de M. Régis. Notre enfant, dont la mémoire surprenante nous a paru digne d'être signalée dans notre étude, verra sans doute ses facultés s'atténuer, comme cela est arrivé à son frère aîné « non pas peut-être, a dit M. Régis, au profit de sa gloire, mais à coup sûr au bénéfice de son équilibre et de sa santé ». Le *génie universel* n'existant pas, les facultés de Pierre M... resteront stationnaires et l'équilibre se rétablira, le corps regagnant l'avance que l'esprit avait prise sur lui.

Mais nous arrivons maintenant à une catégorie de personnes à mémoire précoce, nettement spécialisée et qui sont au plus haut point des anormaux, nous voulons parler des *calculateurs prodiges* dont nous allons tout d'abord esquisser l'histoire.

Nous nous servirons pour notre rapide historique des

calculateurs prodiges de l'étude de M. Scripture dans l'*American Journal of Psychology*, et du très intéressant ouvrage de Binet dont nous avons déjà eu occasion de parler.

Le plus ancien des calculateurs prodiges est *Nikomachos;* encore doute-t-on s'il s'agit chez lui de puissance de calcul ou de science mathématique.

Citons après lui les *marchands d'esclaves africains*, habiles à calculer de tête, *Mathieu le Coq* qui vivait au XVIIe siècle et que vit en Italie Balthasar de Monconys. Ce Mathieu le Coq a été l'objet d'un article de M. Béligne dans la *Revue Encyclopédique* de 1893.

Un esclave nègre d'Amérique, qui vivait au siècle dernier, *Tom Fuller*, se rendit également célèbre par sa prodigieuse facilité à effectuer un calcul mental.

Un autre calculateur célèbre, *Jedediah Buxton* (1702-1762), nous semble particulièrement intéressant en ce qu'il nous paraît appartenir à une des trois classes connues *d'arithmomanes*. Esprit fermé à tout ce qui n'était pas chiffres, il ne voyait partout que prétexte à opérations mentales. « Lorsqu'il vint à Londres se soumettre à l'examen de la Société Royale, on le mena au théâtre de Drury-Lane, pour lui montrer *Richard III*, joué par Garrick. On lui demanda ensuite si la représentation lui avait fait plaisir : il n'y avait trouvé qu'une occasion de faire des calculs; pendant les danses, il avait fixé son attention sur le nombre de pas exécutés : il y en avait 5202; il avait également compté le nombre de mots que les acteurs avaient prononcés : ce nombre était de 12.445; il avait compté à part le nombre de mots prononcés par Garrick, et tout cela fut reconnu exact (1) ». M. Régis a dernièrement présenté dans son cours de médecine mentale, un arithmomane qui dans ses conversations, dans ses lectures, au théâtre, n'a qu'une préoccupation : compter les mots prononcés et lus, ce dont du reste il s'acquitte fort bien et sans aucune erreur. Jedediah Buxton était aussi un arith-

(1) BINET, *Op. cit.*, p. 6.

momane, mais, en plus, jouissait de remarquables facultés de calcul. Esprit malade, il « ramenait, dit M. Binet, toutes les longueurs à un étalon bizarre, l'épaisseur d'un cheveu et savait d'avance combien il y avait de ces épaisseurs dans un mille ». Buxton mourut à un âge avancé, ce qui est à remarquer, car tous ces prodiges ne meurent donc pas forcément jeunes, ainsi qu'on l'a prétendu.

Avec *Ampère*, nous n'avons plus affaire à un calculateur ignorant mais à un mathématicien célèbre qui dans les premières années de sa vie présenta une grande habileté en calcul mental.

Gauss, illustre géomètre, fut également un calculateur prodige qui, *âgé de trois ans à peine*, rectifia de tête un calcul faux fait par son père.

ZERAH COLBURN, originaire des Etats-Unis, habile à faire de la réclame sur son nom, « inaugure, dit M. Binet, la série des *professionnels* ». Il présentait un doigt surnuméraire à chaque main et un orteil surnuméraire à chaque pied, attachés au petit doigt et au petit orteil. Cette polydactylie était chez les COLBURN familiale et héréditaire. Zerah Colburn perdit du reste, vers l'âge de vingt ans, ses qualités de calculateur par suite de repos et de défaut d'entraînement.

MANGIAMELE, pâtre sicilien, âgé de dix ans, fut, en 1837, présenté par Arago à l'Académie des Sciences.

DASE, né en 1824, se rendit utile à la science en calculant les logarithmes naturels des nombres de 1 à 1.005.000, et la table des facteurs et des nombres premiers du septième au huitième million. Doué d'une remarquable mémoire des chiffres, sa rapidité de calcul mental a été contestée. Nous trouvons chez lui un phénomène dont on a vu un exemple à propos de la mémoire chez les prestidigitateurs ; nous voulons parler de sa rapidité de perception et de l'excellence de sa mémoire visuelle, lui permettant par exemple, d'apprécier le nombre de livres contenus dans une bibliothèque d'un seul coup d'œil.

HENRI MONDEUX, originaire de la Touraine (1826-1862), a

trouvé un biographe en l'instituteur qui l'avait dressé et exhibé. Soumis à l'examen de l'Académie des Sciences, il fut l'objet d'un rapport de Cauchy. Nous savons qu'il jouissait d'une excellente mémoire pour les chiffres et au contraire retenait très difficilement les noms des personnes et des lieux. Un de ses frères, BAPTISTE, a eu dans son enfance, au dire de Jacoby, « la réputation de grand calculateur chez les gros bonnets de son village. »

BIDDER, qui. d'enfant prodige, s'éleva à la dignité d'ingénieur et fit construire les docks de Victoria, à Londres, ne perdit pas dans l'âge mûr ses qualités de calculateur. Son fils, ses petits-enfants et quelques autres membres de sa famille présentèrent des dons analogues aux siens.

A cet historique classique aujourd'hui des calculateurs prodiges, nous devons ajouter quelques noms cités par Jacoby dans son livre sur Mondeux.

D'abord « cette célèbre dame de LAUTRÉ », dont parle Mme de Genlis, qui faisait des multiplications de nombres de huit chiffres à chaque facteur, et pour laquelle tous les savants de l'époque préparaient des problèmes qu'elle résolvait dans les salons, au milieu des conversations les plus frivoles.

DINNER, berger des environs de Stuttgard; PIERRE ANNICH, pâtre du Tyrol qui « voyait les nombres comme s'ils avaient été écrits devant lui. »

Jacoby cite encore un domestique de Chartres qui résolvait les problèmes qu'on donnait en devoir à son jeune maître, et « un petit goujat de Saint-Amand (Cher) qui est venu se faire interroger par Mondeux ». Puis VITO qui parcourt l'Europe sous la direction d'un médecin sicilien. Il apprenait, paraît-il, très rapidement les langues des pays qu'il visitait ». PUGHIESI, Piémontais de dix-huit ans, vint à Paris où ses facultés remarquables de calcul passèrent inaperçues; il rentra dans son pays. Enfin, PROLONGEAU, célèbre calculateur des environs de Bordeaux.

Nous arrivons maintenant aux deux seuls calculateurs

prodiges sur lesquels nous ayons des documents vraiment scientifiques : MM. Inaudi et Diamandi. Le premier a été l'objet d'un rapport de Charcot à l'Académie des Sciences et de plusieurs articles de Binet. Pour rédiger l'observation d'Inaudi, nous nous adresserons spécialement au livre de Binet sur la « Psychologie des grands calculateurs et des joueurs d'échecs »; nous n'y prendrons, du reste, que ce qui a trait à la mémoire, laissant de côté toute autre question. Nous nous efforcerons enfin d'être aussi bref que possible.

Inaudi, que nous avons eu l'occasion de voir il y a plusieurs années au lycée de Guéret, où il donnait une séance, est né dans le Piémont en 1867, d'une famille pauvre.

Antécédents héréditaires : Aucun calculateur dans la famille. Un ascendant paternel de caractère bizarre. La mère d'Inaudi, pendant sa grossesse, fut prise d'une véritable manie de calcul, à la suite des comptes qu'elle fut obligée de faire pour réaliser des économies destinées à parer aux dilapidations de son mari.

Antécédents personnels : Aucune maladie. Sa passion des chiffres commença à l'âge de six ans. Ne sachant pas lire, il apprit les noms des nombres par *l'oreille*. Venu à Paris en 1880, il fut étudié par Broca. Depuis il a appris à lire et à écrire.

« En résumé, nous pouvons dire, avec M. Binet, qu'il possède un certain nombre des caractères des calculateurs prodiges, sa précocité, son ignorance, sa naissance dans un milieu misérable, etc. »

Etat actuel (en 1894) : Agé de vingt-quatre ans, Inaudi est petit (1^m52). Son angle facial mesure 89°, oreilles symétriques, détachées de la tête. Face légèrement asymétrique. Caractère très doux, modeste, sauf en ce qui concerne ses facultés de calculateur. Lit les journaux et s'occupe de politique; il joue aux cartes et au billard. Ses besoins sexuels sont bien développés. Inaudi est très distrait et parfois ne reconnaît pas une ville dans laquelle il est déjà venu. « En résumé, dit M. Binet, M. Inaudi, envisagé en dehors de ses opérations de calcul, nous apparaît comme un jeune homme intelligent, mais très ignorant et dépourvu de besoins intellectuels. »

Sa mémoire, en dehors des chiffres, ne présente rien de remarquable; il n'a qu'un souvenir vague des figures et des lieux. Au contraire, c'est un prodige en ce qui concerne la mémoire des chiffres. Après les représentations qu'il donne il peut répéter tous les chiffres dont il a été question dans la soirée et cela sans aucune erreur. Binet lui en a entendu répéter 200 après une séance à la Salpêtrière, et on raconte qu'il put, après une séance à la Sorbonne, en redire 400. M. Binet, dans l'étude approfondie qu'il a faite sur Inaudi, a distingué deux choses :

« 1° Le nombre maximum de chiffres qu'un sujet peut répéter après une seule audition : c'est ce que nous appellerons le *pouvoir d'acquisition* de la mémoire.

» 2° Le nombre de chiffres qu'un sujet peut conserver dans sa mémoire, en les apprenant par plusieurs fois : c'est l'*étendue* de la mémoire (1). »

D'après les recherches de Binet, un individu normal peut répéter de 6 à 12 chiffres après une première audition. Ce nombre varie, du reste, suivant qu'on prononce les chiffres d'une voix monotone (7), d'une voix rythmée (9), suivant aussi que les chiffres sont groupés par deux (10), groupés par deux et en plus rythmés (12).

Or, en lisant à Inaudi 24 chiffres par tranches de trois, celui-ci répète après chaque tranche, puis, une fois la lecture finie, il peut redire toute la série. Il a même pu une fois répéter 27 chiffres après une seule audition. Après une audition de 36 chiffres faite par M. Binet, il a récité ces 36 chiffres sans erreur mais il a fait remarquer « qu'il lui est plus facile de répéter 400 chiffres résultant de problèmes divers qu'on lui a posés pendant une soirée, que de répéter d'une façon continue une série de 36 chiffres. Voici la raison qu'il en donne : quand il répète les 400 chiffres, il est aidé par le souvenir des problèmes posés, qui ont contribué à bien fixer son attention sur les chiffres et ont donné à ces chiffres un caractère intéressant; la série monotone de 36 chiffres, sans modification, éveille moins son attention. Nous pouvons ajouter, comme seconde raison, que les intervalles de repos doivent être utiles pous s'assimiler les chiffres; la série de 36 doit être apprise d'une manière continue, et c'est là un effort pénible (1). »

(1) BINET, *Op. cit.*

Après une audition de 51 chiffres Inaudi arrêtant l'expérimentateur au 26e lui dit : « C'est curieux, je n'ai jamais éprouvé cela, je sens que je vais oublier les chiffres que vous venez de réciter. »

Il revint alors en arrière et répéta les 26 premiers chiffres avant de continuer ; il lui fut du reste impossible de répéter les 51 chiffres dont il n'a redit exactement que 42. Ce nombre de 42 fixe pour M. Binet le pouvoir d'acquisition d'Inaudi (*mental span* des auteurs anglais).

Pour calculer l'étendue de la mémoire d'Inaudi, M. Binet a eu recours au procédé suivant : il a prié Inaudi de lui réciter tous les chiffres qu'il avait en la tête à un moment donné, comptant sur au moins un millier de chiffres. « En fait, M. Inaudi n'a pu se rappeler que les 230 chiffres provenant de la représentation publique de la veille au soir (c'est-à-dire seize à dix-huit heures auparavant) et quelques chiffres un peu plus anciens, remontant à cinq ou six jours. Le reste était oublié. Pour nous assurer de l'exactitude de la répétition, nous avons prié M. Inaudi de nous redire deux fois ces 230 chiffres, et les deux répétitions ont été conformes. Le résultat négatif de cette expérience ne manque pas d'intérêt ; elle montre que M. Inaudi est comparable, dans une certaine mesure, a l'écolier au travail facile, qui apprend très vite de mémoire ce qui est nécessaire à un examen, et l'examen, passé, oublie tout (1) ». M. Binet, dans une conférence à la Salpêtrière, fit apprendre dans le cours de cette conférence 230 chiffres nouveaux à Inaudi après l'avoir averti qu'il aurait à répéter les 230 chiffres déjà signalés. Inaudi ne put répéter en entier la série ancienne. Ses souvenirs nouveaux chassent de sa mémoire les anciens. Pourtant il faut, croyons-nous, admettre avec M. Binet que dans les meilleures conditions possibles, ce calculateur peut arriver à rassembler 500 chiffres et plus même dans sa mémoire.

Ainsi, si nous résumons les recherches de l'éminent psychologue sur Inaudi, nous voyons que le pouvoir d'acquisition du calculateur prodige est limité à *42* et l'étendue de sa mémoire à *500* chiffres au grand maximum.

Enfin, contrairement aux autres calculateurs célèbres, Inaudi ne se sert pas dans ses opérations mentales de la mémoire visuelle, et rien ne l'étonne plus que les tours de force accomplis par les joueurs d'échecs.

(1) BINET, *Op. cit.*

« J'entends les nombres, dit-il nettement, et c'est l'oreille qui les retient; je les entends résonner à mon oreille, tels que je les ai prononcés, avec mon propre timbre de voix, et cette audition intérieure persiste chez moi une bonne partie de la journée ». — « On me demande, dit-il encore, si je vois les chiffres : comment pourrais-je les voir, puisqu'il y a quatre ans à peine que je les connais (il n'a appris à lire et à écrire que depuis quatre ans) et que bien avant cette époque j'ai calculé mentalement (1) ». Inaudi, comme nous l'avions nous-même remarqué, étant près de lui lors de la séance à laquelle nous avons fait allusion plus haut, marmotte tout le temps qu'il effectue ses calculs : il emploie donc aussi les images motrices d'articulation. C'est donc un type auditif se servant en même temps des images motrices : nous l'avons dit dans le précédent chapitre il n'y a pas de type absolument pur, et ce fait vient à l'appui de notre opinion.

En résumé, nous dirons d'Inaudi, que c'est un calculateur prodige, sans tares héréditaires ni personnelles bien marquées, à type auditivo-moteur capable de retenir en une seule audition un maximum de 40 chiffres et ayant une mémoire d'une étendue maximum supérieure à 200.

La seconde observation que nous possédions est celle de Diamandi. Nous la rédigerons encore d'après le livre de Binet et l'article de Charcot et Binet paru dans la *Revue Philosophique* (2).

Périclès Diamandi est né en 1868 à Pylaros (Iles Ioniennes).

Antécédents héréditaires : La mère de Diamandi est douée d'une excellente mémoire mais qui s'étend à toutes choses. De ses quatorze frères et sœurs cinq sont encore vivants, dont deux (une sœur et un frère plus jeune) paraissent avoir les mêmes aptitudes que lui pour le calcul.

Antécédents personnels : Diamandi a commencé à fréquenter l'école à l'âge de sept ans. Durant le cours de ses études il occupa toujours la

(1) Binet, *Op. cit.*

(2) J.-M. Charcot et A. Binet, Un calculateur du type visuel.

première place en mathématiques. Quittant l'école, en 1884, il se mit à faire le commerce des grains, puis s'apercevant de sa remarquable facilité au calcul mental il abandonna son métier.

Il est assez instruit, à l'encontre d'Inaudi, a lu tout ce qui a été écrit sur le calcul mental, écrit des romans et est même à ses heures quelque peu poète. Il parle cinq langues : le grec, lè roumain, le français, l'allemand, l'anglais.

Etat actuel : C'est un homme très grand, fort, aux épaules larges. C'est en lisant un compte rendu d'une séance d'Inaudi qu'il eut l'idée de se montrer en public, d'abord en Grèce, puis à Bucarest et finalement à Paris.

Lorsqu'on lui donne de vive voix l'énoncé d'un problème, calculant dans sa langue maternelle, il est obligé de traduire et hésite. Au contraire si on lui donne les chiffres écrits, il lit, ferme les yeux, murmure, regarde de nouveau le papier, referme les yeux de nouveau et répète ce manège jusqu'à ce qu'il ait appris tous les chiffres qu'il a sous les yeux.

En trois secondes, M. Diamandi peut retenir une moyenne de 11 chiffres, en cinq secondes de 16, en six secondes de 17 chiffres. En lui donnant à apprendre un nombre de chiffres déterminé dans un temps indéterminé, M. Binet a obtenu les résultats suivants :

Nombres de chiffres appris.	Temps nécessaire pour apprendre les chiffres.
10	0m 17s
15	1m 15s
20	2m 15s
25	3m
30	4m 20s
50	7m
100	25m
200	2h 15m

« Cette dernière expérience (celle des 200 chiffres), dit M. Binet, est peut-être la plus complète que l'on ait faite jusqu'ici, et elle présente ce caractère bien intéressant, qu'une personne de mémoire ordinaire ne pourrait probablement jamais l'accomplir, quelque temps qu'elle y mît. Ce qui fait la difficulté de l'expérience, c'est que les chiffres forment une série monotone, et ne correspondent pas à des problèmes distincts, dont la signification faciliterait le travail de la mémoire (1). »

Diamandi, comme tous les calculateurs prodiges, à l'exception d'Inaudi, est un visuel. Quand on lui demande de réciter une série de chiffres il les lit comme sur un « tableau mental ». Il possède un schème numéral d'après lequel il se représente les nombres. Ce schème, d'après M Binet, offre les caractères usuels : « direction de gauche à droite ; lignes brisées ; espace relativement plus considérable occupé par les premiers chiffres de la série ». Il le localise à gauche dans la tête. Toutes les fois que Diamandi pense à un objet il le voit encadré au centre d'une figure bizarre qu'il a lui-même dessinée. Enfin il présente de l'audition colorée seulement pour les jours de la semaine : c'est ainsi que le dimanche lui apparaît blanc gris, le lundi marron clair, etc.

Nous avons donc affaire ici à un visuel pur. La comparaison avec son rival a donné les résultats suivants :

	M. Diamandi.	M. Inaudi.
Temps nécessaire pour apprendre une série de 25 chiffres........................	3m	0m 45s
Temps nécessaire pour répéter ces chiffres de gauche à droite....................	0m 9s	0m 19s
Temps nécessaire pour répéter dans le même ordre les chiffres sous forme de nombres............................	0m 9s	0m 7s
Temps nécessaire pour répéter un tableau carré de 25 chiffres par colonnes descendantes............................	0m 35s	0m 60s
Temps nécessaire pour répéter un tableau carré de 25 chiffres par colonnes ascendantes............................	0m 36s	0m 96s
Temps nécessaire pour répéter un tableau carré en suivant une ligne spirale.......	0m 36s	0m 80s
Temps nécessaire pour répéter un tableau carré de 25 chiffres en suivant des lignes parallèles, coupant le tableau obliquement............................	0m 53s	0m 168s

D'où nous conclurons : chez Inaudi la rapidité de la fixation (pour

(1) Binet, *Op. cit.*

un même nombre de chiffres) est quatre fois plus rapide que chez Diamandi.

Pour la répétition des cinq nombres composant le carré, rapidité à peu près égale. Pour la répétition des chiffres Inaudi est beaucoup plus lent (19 secondes au lieu de 9 secondes.)

« L'avantage appartient à M. Diamandi pour répéter les chiffres dans un ordre différent.

» Ainsi, pour énoncer les chiffres du tableau en colonnes ascendantes ou descendantes, M. Diamandi est en moyenne deux fois plus rapide ; il conserve la même supériorité pour énoncer les chiffres suivant une ligne spirale à spires convergentes et il met même trois fois moins de temps pour énoncer les chiffres selon une série de sécantes parallèles, traversant le tableau de gauche à droite et de bas en haut. D'où peut provenir cette différence? Très probablement elle provient en partie du type de mémoire, de ce fait que M. Diamandi *voit* et que M. Inaudi *entend*... Ce dernier arrive à bout de l'expérience en se laissant guider par la *valeur* des nombres ; ainsi, dans la lecture par colonnes ascendantes, il prendra d'abord les unités de chaque nombre, puis les dizaines, puis les centaines et ainsi de suite ; dans la diagonale, il prend l'unité du premier nombre, la dizaine du second, la centaine du troisième, etc., ce qui l'oblige à se remémorer le nombre entier. De là la longueur de l'opération [1]. »

M. Binet ajoute fort sagement qu'il faut peut-être voir là un peu d'auto-suggestion. On a répété à Inaudi qu'il est un auditif, on a fait sur lui un certain nombre d'expériences à ce sujet ; rien d'étonnant alors que, à son insu, il se spécialise peut-être davantage dans l'audition mentale.

Inutile d'ajouter, après ce que nous avons déjà dit plus haut, que nous considérons ce développement de la mémoire des chiffres, cette hypertrophie partielle de la mémoire, comme tout à fait anormale. Un certain nombre de calculateurs célèbres sont, du reste, des malades à plus d'un titre ; faiblesse d'esprit, arithmomanie, etc. Mais il y a sans doute

(1) Binet, *Op. cit.*

chez eux plusieurs séries non encore très distinctes; Inaudi nous semble bien différent de Diamandi mais bien différent aussi de Jedediah Buxton par exemple. Quoi qu'il en soit nous pouvons, chez un certain nombre de calculateurs, relever des stigmates de dégénérescence; chez les autres, l'hypertrophie même de la mémoire sera par elle-même un signe suffisant pour poser ce diagnostic de *dégénérés*.

Si les enfants précoces et les calculateurs prodiges sont au plus haut point des anormaux, nous devons considérer aussi comme tels certains individus chez lesquels la mémoire, presque seule entre les autres facultés, s'est développée monstrueusement. Ce sont du reste presque toujours eux aussi des dégénérés. Il en existe un peu partout de ces personnes qui jouissent d'une célébrité locale grâce à leur mémoire et aussi à la bizarrerie de leur existence : série peu connue encore dans la science et intéressante à étudier.

Nous avons la bonne fortune de pouvoir publier aujourd'hui deux observations de ce genre. La première appartient à notre maitre le professeur Pitres et à nous-même. M. Pitres a bien voulu nous accompagner dans la visite que nous avons faite à notre sujet, et c'est autant sur ses notes que d'après celles que nous avons prises qu'a été rédigée cette observation dans laquelle il est question d'un homme d'un certain âge ayant eu du reste jadis quelque renom dans les Congrès scientifiques qu'il suivait assidûment. Il appartient à une excellente famille et, grâce autant à son tour d'esprit qu'à sa position de fortune, il est connu d'un grand nombre de personnes. On nous excusera donc de cacher soigneusement son nom et son domicile.

La seconde observation nous a été transmise par M. le docteur Fournier (de Rambervillers) que nous sommes heureux de pouvoir remercier ici de son extrême obligeance. Nous allons donc donner à la suite ces deux observations qui sont, croyons-nous, uniques et à coup sûr plus complètes que celles qu'on a pu publier jusqu'ici.

Observation I (Inédite).

M. X..., cinquante-huit ans.

Antécédents héréditaires : Un de ses *oncles paternels*, qui est devenu un hébraïsant très distingué, avait une aptitude très grande à apprendre les langues. Il en connaissait *treize* dont le grec, le latin, l'espagnol, l'hébreu, le syriaque, etc. C'était du reste un homme fort aimable, s'occupant beaucoup de littérature.

La *grand'mère paternelle* de M. X... avait une *mémoire extraordinaire* qu'elle appliquait surtout à la poésie ; elle savait par cœur les œuvres de plusieurs poètes.

Des ascendants directs de notre sujet rien à dire au point de vue de la mémoire ; le père était un financier habile et la mère, qui vient de mourir, une excellente femme, d'esprit borné.

M. X... a eu deux sœurs, toutes les deux très raisonnables, à l'esprit bien pondéré et n'ayant pas de mémoires extraordinaires.

Antécédents personnels : Pas de convulsions dans l'enfance. Vers l'âge de deux ou trois ans, M. X... fit une chute assez grave : il tomba du lit de sa bonne et se blessa à la tête.

Dès sa plus tendre enfance il a été adulé par sa mère qui le considérait comme un petit prodige et admirait ses moindres efforts de mémoire. Il a été élevé par un précepteur qui, soit par principe, soit parce qu'il jugeait son élève incapable de spontanéité dans le raisonnement, se borna à cultiver sa mémoire. Il lui faisait tout apprendre *par cœur* et n'était satisfait que lorsqu'il récitait imperturbablement des chapitres entiers de ses résumés d'histoire ou de géographie. Bien plus, pour le mettre en mesure de passer son baccalauréat, il lui faisait apprendre mot à mot des discours latins et l'habituait à se servir de phrases qu'il connaissait pour la rédaction de ses propres discours.

Grâce à cette éducation spéciale, M. X... devint rapidement très fort sur les exercices de mémoire. Il se fit recevoir bachelier, puis licencié ès sciences physiques et prépara même la licence ès sciences naturelles. Il n'avait aucun goût pour les mathématiques, ne comprenait ni les théorèmes, ni les problèmes. Mais il savait par cœur les formules les plus compliquées et se tirait d'affaire à ses examens, grâce à sa mémoire, en apprenant sans les comprendre les démonstrations de théorèmes (1). Il voulait se préparer à l'Ecole normale supérieure, mais son père refusa de le laisser s'engager dans cette voie.

M. X... a beaucoup voyagé : en Suisse, en Italie, en Espagne, en Angleterre et en Ecosse, en Belgique et en Hollande, en Algérie et en Tunisie. Quand il traverse un pays il est tout à fait indifférent aux mœurs des habitants et accorde peu d'attention aux monuments, aux arts, comme nous avons pu nous en assurer en l'interrogeant sur les tableaux des musées célèbres qu'il a pu visiter. Il ne s'occupe que de la géographie physique. Il cherche à vérifier les indicateurs des chemins de fer et voilà à quoi se bornent pour lui les plaisirs du voyage.

Il a quelques aptitudes pour la musique, joue un peu du piano et retrouve assez facilement, sur cet instrument, les airs qu'il entend jouer ou chanter. Il dessine assez bien, mais sans y attacher d'importance et sans y prendre beaucoup d'intérêt.

M. X... est un original, inoffensif à coup sûr, mais, disons le mot, un peu grotesque et fatigant pour ses auditeurs. Son bavardage incessant poursuit l'imprudent qui a engagé conversation avec lui ; et quelle conversation ! Inutile de chercher à placer un mot, à donner un tour nouveau aux idées de M. X... Celui-ci poursuit l'idée qu'il a en tête, ne répond pas aux questions qu'on lui pose et fait les demandes et les réponses : il lui suffit d'avoir avec lui un personnage muet qui n'a d'autre raison d'être que de lui permettre de parler. Il nous a fait visiter son cabinet de physique sans nous faire grâce d'un appareil, a répété devant nous les expériences les plus élémentaires d'électricité et semble prendre un plaisir d'enfant à réussir les plus élégantes : carreau étincelant, tube de Geissler, etc. Mais quand on lui demande une opi-

(1) Rapprochons de ce fait l'histoire bien connue de ce jeune homme originaire de Lyon, qui réussit, il y a quelques années, grâce à sa mémoire, à tromper les plus savants mathématiciens. On l'admit même à l'Ecole normale supérieure dont on le fit ensuite sortir, sa supercherie ayant été reconnue. Il avait appris *par cœur* les démonstrations des théorèmes les plus difficiles.

nion scientifique il est incapable de donner une réponse et se contente de continuer ses expériences. C'est ainsi qu'essayant de savoir son avis sur une question tout à fait à l'ordre du jour, nous voulons parler de l'éclairage à l'acétylène, il nous a été impossible, malgré notre insistance, de lui faire dire ce qu'il en pensait pratiquement et théoriquement. Il l'ignorait sans doute et à toutes nos questions se contentait de répondre qu'il avait du carbure de calcium et qu'il ferait de l'acétylène quand cela lui ferait plaisir. « J'ai de tout, du reste, dit-il avec fierté, dans mon beau cabinet de physique et je puis faire toutes les expériences possibles ». Et à l'appui de son dire il prend du potassium, nous entraîne dans son jardin et jette la boule de métal dans l'eau du bassin. Il veut recommencer l'expérience parce que la boule n'était pas assez grosse. Nous ne pouvons l'en empêcher qu'en lui demandant à voir son télescope, car il s'occupe aussi d'astronomie, et relève chaque jour, sur un cahier spécial, les taches solaires.

M. X... jouit d'une grosse fortune qu'il est incapable de gérer ; il a un notaire et des parents qui s'occupent de ses intérêts. Sans eux il ne saurait jamais où il en est de ses affaires. Il vit dans une superbe propriété ; jusqu'à ces derniers mois il avait pour compagne sa mère qui s'occupait de son ménage et qu'il entourait d'une affection tendre de tous les instants, ayant même renoncé à voyager pour rester toujours auprès d'elle. Elle est morte il y a peu de temps. M. X... en a été fort affligé, mais sa douleur ne paraît pas avoir duré bien longtemps, car aujourd'hui il parle de cet événement comme d'une chose toute naturelle.

Il est extrêmement pudibond ; les personnes qui le connaissent le mieux affirment même qu'il n'a jamais eu le moindre rapport sexuel. Il redoute d'ailleurs la compagnie des femmes et pousse la pruderie jusqu'à être offusqué de la nudité des tableaux dans les musées. Quand on lui pose des questions sur la beauté des femmes des pays qu'il a visités, il met un entêtement extrême à ne pas répondre à votre question et à parler d'autre chose. C'est du reste un moyen pour les personnes qui le connaissent, un moyen infaillible, paraît-il, de le faire partir à volonté, que de mettre la conversation sur un sujet scabreux. Aux premiers mots un peu crus, M. X... disparaît et on ne le revoit plus de la journée.

Il n'est jamais allé au théâtre. Extrêmement religieux (il appartient à la religion protestante) il passe beaucoup de temps à étudier la Bible, à chanter et à jouer des cantiques. Quand il est à Paris, il va au temple quatre ou cinq fois par jour. Très charitable, affectueux pour ses sœurs, il aime à donner des leçons aux enfants du pays. Il prétend même qu'un de ses anciens élèves est entré avec un des premiers numéros à l'Ecole Normale supérieure. Il cherche à rendre la physique intéressante et a eu l'idée, originale pour le moins, de faire commencer l'étude de cette science par l'électricité, plus attrayante, par les expériences que l'on peut faire, que la pesanteur et l'hydrostatique. Il enseigne même la géométrie, bien que, nous en sommes persuadé, il n'en comprenne pas le premier mot et se serve en tout de son admirable mémoire. Il enseigne aussi le latin et le grec, connaît l'anglais qu'il parle, nous a-t-on dit, avec un accent déplorable, et possède quelques notions d'italien et d'espagnol. Du reste sa façon d'enseigner consiste à faire apprendre par cœur physique, chimie, géographie, histoire, etc.

Il a de temps en temps des toquades qui absorbent toute son activité. Il s'est livré à une certaine époque à la politique avec une exaltation excessive. Il s'est présenté au Conseil d'arrondissement et n'a pas été élu; mais pendant de longs mois il ne cessait de ressasser les lieux communs de la politique des petites localités. Actuellement ce qui fait l'objet de ses principales préoccupations, ce sont les *courses de taureaux*. Aussitôt qu'on le met sur ce sujet, il ne tarit plus. Il trouve que c'est un spectacle cruel, barbare, etc. Et la dernière impression que nous avons emportée de lui, c'est la vue d'un vieillard gesticulant et criant sur le quai de la gare que nous quittions, expliquant à deux interlocuteurs ébahis les raisons qui lui font repousser les courses espagnoles.

D'une façon générale, il est extrêmement orgueilleux, et est presque aussi fier de son cabinet de physique, dont nous avons parlé, que de sa mémoire. Il croit et veut tout savoir et s'imagine être un homme extraordinaire parce qu'il sait des choses que le commun des mortels ignore ou néglige d'apprendre. Il reçoit deux journaux scientifiques, la *Nature* et le *Cosmos* qu'il lit très régulièrement. Sa santé est bonne et il n'a pas de *phobies*.

Maintenant que nous avons présenté le personnage, parlons de ses facultés remarquables qui ont attiré sur lui l'attention de son entourage.

Pour les choses ordinaires de la vie, sa mémoire est très peu vive. Mais il est très fier des connaissances qu'il a emmagasinées avec beaucoup de peine, notamment de sa connaissance des gares des chemins de fer d'Europe et de la Bible. Il sait par cœur, et dans leur ordre régulier, les noms des gares et stations de tous les chemins de fer d'Europe et de quelques-uns de ceux d'Asie, d'Afrique et d'Amérique. Nous l'avons interrogé sur des chemins de fer d'intérêt local, l'indicateur en mains, et il a répondu sans erreur. C'est un spectacle singulier que celui de cet homme âgé, récitant avec une volubilité extrême une suite de noms sans commettre la moindre faute; et il faut noter que nous ne l'interrogions pas sur de grandes lignes connues, mais sur les plus infimes petites lignes de départements très éloignés du sien; or il n'était pas une simple *halte* qu'il ignorât. Il nous a également dit la suite des diverses stations auxquelles s'arrêtent les bateaux de la Compagnie du lac Léman. Nous l'avons ensuite interrogé sur les chemins de fer d'Irlande, de Russie, d'Allemagne et de Suède. A plusieurs reprises nous crûmes constater des erreurs, mais, vérification faite, il s'agissait de villes non marquées sur l'indicateur moins complet que la mémoire de M. X..., ou bien il nous parlait d'une nouvelle ligne récemment inaugurée ou même non encore livrée à l'exploitation.

Il a commencé tout jeune à s'appliquer à cette étude des noms des gares. Sa mère les lui faisait réciter et l'admirait quand il les savait bien. Depuis il n'a jamais cessé de travailler ce talent. *Aujourd'hui encore il passe de longues heures à lire à haute voix et à répéter le nom des gares*. Couché assez tard, il se lève à l'aube et se livre surtout à ce travail le matin, sous les longues allées couvertes de son parc. Du reste, il travaille toujours à des choses inutiles sans doute, mais c'est néanmoins un travailleur acharné. On l'entend aux premières heures du jour réciter ses listes de noms à haute voix, et si à table, dans la conversation, quelque chose l'amène sur son sujet favori, il commence ses litanies et il en a pour un bon quart d'heure, en parlant des embranchements. Il est du reste très fier de ce genre de connaissance. Il est bien difficile de savoir de lui s'il se sert de la mémoire visuelle ou auditive. Il dit, quand on lui pose la question, qu'il suit mentalement sur la carte le trajet des chemins de fer et les régions qu'ils traversent, et qu'il a du reste auparavant commencé son étude, le crayon à la main. Mais il nous semble plutôt qu'il répète, comme un perroquet, une leçon apprise à haute voix, par l'intermédiaire prépondérant de la mémoire auditive. Nous aurions désiré mesurer l'étendue de la mémoire de M. X..., et répéter sur lui quelques-unes des expériences que M. Binet a faites sur les calculateurs prodiges. Malheureusement le temps nous manquait; du reste l'absence d'attention de notre malade eût rendu impraticable notre projet.

La façon dont M. X.... a appris l'espagnol et l'anglais mérite d'être signalée bien que nous ne recommandions pas sa méthode. Il a commencé à apprendre les mots par cœur dans un dictionnaire, puis quand il en a possédé un certain nombre, il a fait un peu de grammaire.

Il connaît le Nouveau Testament en trois langues : hébreu (?), latin et français, et peut en réciter de longs passages presqu'aussi imperturbablement que les gares des chemins de fer. Nous ne nous sommes pas livré à cette vérification.

M. X... est incapable d'un raisonnement spontané. Il n'a aucune imagination, manque absolument d'esprit et ses relations n'ont aucun agrément; quand il a envie de se livrer à ses études, il abandonne tout le monde et ne se dérange pour personne.

Il travaille encore beaucoup et il ne se passe pas un jour qu'il ne consacre plusieurs heures à ses exercices de mémoire. Il a des cahiers de résumés d'histoire et de géographie qu'il repasse très souvent; le reste du temps, il observe les astres ou répète pour la centième fois des expériences de physique élémentaire avec ces instruments dont il parle avec tant d'orgueil.

Observation II (Inédite).

Jean-Baptiste Doridant, plus connu sous le sobriquet de Tis-Humbert, né en 1809, mort le 1er décembre 1889, à Gérardmer, où il a passé toute son existence.

Célibataire, *ne buvant pas d'alcool,* contrairement aux coutumes des habitants du pays, Doridant, vivait près de Gérardmer sur le versant d'une montagne qui domine la ville. Illettré, ne sachant lire que très peu et pas du tout écrire, c'est à peine s'il pouvait signer.

Dès sa jeunesse, Tis-Humbert, s'adonna spécialement à l'étude des annales de Gérardmer. Il pouvait, sur une simple question, se rappeler les orages, les incendies, le froid, la chaleur, les chutes de neige avec la date exacte à laquelle l'un ou l'autre de ces événements météorologiques était survenu. Il se souvenait également des ventes et achats de propriétés, de bétail, de fromage, de la démolition ou de la construction de bâtiments publics ou privés, etc., etc.

En un mot, notre homme savait à fond tous les menus faits qui constituent l'histoire anecdotique d'une commune perdue dans la montagne. Il connaissait parfaitement les moindres particularités de cette histoire locale, depuis 1809 jusqu'en 1889. On ne peut mieux le comparer qu'à un journal quotidien de Gérardmer tenu par un habitant.

Sa façon de procéder est tellement étrange, qu'elle mérite une mention spéciale. En effet, s'il entendait sonner à l'église un mariage, un enterrement, un baptême, il se renseignait. « C'est un tel qui se marie », lui disait-on, et lui de répondre aussitôt : « Ce marié-là est né tel jour, il faisait mauvais temps comme aujourd'hui. Son père s'est marié également par la pluie, tel jour, telle année. C'est le *troisième* enfant de la famille qui se marie aujourd'hui. Son aîné est mort en Afrique à telle date ; entre les deux existait une fille qui s'est mariée et a quitté le pays à telle époque », etc., etc., S'agissait-il d'un décès, c'était de la série des décès dans la famille qu'il entretenait ses auditeurs. Peu lui importait du reste que l'événement datât de 1820 ou 1870 : la précision des renseignements était toujours la même. Il prenait indifféremment au commencement, au milieu ou à la fin de la généalogie d'une famille et n'était jamais embarrassé pour achever la série ou au contraire pour remonter à l'origine.

Il connaissait ainsi tous les habitants de Gérardmer qui en compte sept mille. Avec l'état civil de chaque famille, il savait en même temps tous les faits qui la concernaient : vente, achat de terre ou de maison, succession, etc.

Inutile d'ajouter que le nom des habitants ainsi que leurs sobriquets (et ils en ont tous) lui étaient pareillement familiers. Par contre, un étranger, fonctionnaire ou autre, n'ayant aucun lien avec une famille de Gérardmer, lui était inconnu. Il n'avait souci de lui que du jour où cet étranger contractait une alliance avec une des familles du pays.

Ses souvenirs étaient surtout précis en ce qui concernait les variations atmosphériques. Il donnait les dates exactes des chutes de neige, des pluies, des orages, des tempêtes, des passages d'oiseaux sauvages et indiquait avec précision la durée des périodes de pluie ou de sécheresse.

Plusieurs fois, on a contrôlé les affirmations de Doridant sur le registre des observations météorologiques et toujours on a dû rendre justice à la parfaite exactitude de ses souvenirs.

Ce qui, chez lui, frappait tout particulièrement l'esprit des personnes qui l'observaient, c'était l'association de l'état du temps à un fait concernant une famille : « Il pleuvait le jour du mariage d'un tel, le temps était magnifique lors de l'enterrement de tel autre ». L'état atmosphérique était pour lui, semble-t-il, le point de départ de la phrase qu'il allait prononcer.

On doit repousser toute hypothèse de tromperie, Doridant ne savait pas écrire et il usait uniquement de la mémoire pour retrouver les faits qu'il citait. Du reste, si on lui posait à brûle-pourpoint une question sur l'histoire d'une famille à propos d'un événement remontant à 1811 ou à 1812, il partait *aussitôt*, récitant avec volubilité tout ce qu'il savait sur cette famille, nulle interruption n'était capable de l'arrêter : *le robinet était ouvert.*

Doridant était par ailleurs très calme, d'un état cérébral parfait, s'occupant uniquement à se graver dans la mémoire toutes les modifications survenant dans l'état civil de Gérardmer.

La lecture des deux cas précédents montre assez à quels déséquilibrés nous avons affaire. Ils sont, toutefois, intéressants à plusieurs titres. Certes, les deux malades dont on vient de lire la curieuse histoire sont possesseurs d'une remarquable mémoire ; mais il est à croire qu'ils l'ont singulièrement accrue par l'exercice incessant dont ils en ont fait l'objet. Aussi nous demandons-nous, cela n'est qu'une simple hypothèse, si ce ne sont pas là de vrais monomanes, s'appliquant uniquement à retenir certains faits comme l'arithmomane de M. Régis s'applique uniquement à compter des lettres. Peut-être y aurait-il là une nouvelle série, les *mnémomanes*, dont l'histoire n'a encore faite par personne.

Assurément, il faudrait, à l'appui de cette proposition, réunir un grand nombre de faits; aussi ne faisons-nous que signaler en passant à l'attention des médecins ces curieux cas d'hypertrophies de la mémoire accompagnées de la préoccupation constante d'accroître une faculté déjà monstrueuse.

Avançons maintenant d'un degré et nous verrons la mémoire survivre absolument seule dans certaines intelligences, et non seulement survivre mais encore se développer d'une façon étonnante comme si elle profitait de toute l'énergie qui aurait été distribuée aux autres facultés disparues. C'est ce qui ressort assez nettement de l'observation suivante que nous devons à M. le docteur E. Pichez, chirurgien en chef de l'hôpital de La Rochelle, à qui nous adressons nos plus vifs remerciments.

T..., soixante-neuf ans, pensionnaire à l'hôpital de L. R...

M. T... appartient à une famille sinon riche, du moins dans une honnête aisance. On lui a connu deux sœurs, de bonne santé, mariées et mères de famille. Dans son enfance, vers l'âge de trois ans, il aurait eu des convulsions à la suite desquelles son intelligence ne se serait pas développée; longtemps ses parents l'avaient considéré comme idiot. Cependant, vers l'âge de trois à dix ans, ne pouvant le placer dans une école, on lui donna un professeur qui n'aurait pas tardé à remarquer que son élève était doué, au détriment des autres facultés, d'une mémoire vraiment extraordinaire. Plus tard, voulant tâcher de lui donner une position, on le plaça dans un magasin d'épicerie; là, bien que s'isolant toujours, bien que n'ayant l'air de rien remarquer, il stupéfiait son patron en lui disant le soir non seulement le nom de toutes les personnes venues dans la journée, mais aussi l'heure à laquelle elles étaient venues, ce qu'elles avaient acheté, si elles avaient payé ou non.

Obligé d'abandonner cette profession à cause de son gâtisme (il était incapable de manger seul et de s'habiller sans aide), on le confia à une bonne femme qui eut charge de s'occuper constamment de lui et qui, d'intelligence plus que médiocre, le soigna pendant des années comme un enfant idiot. A la mort de cette personne, il y a une vingtaine d'années, il fut placé comme pensionnaire à l'hospice protestant de L. R... où les diaconesses, avec une patience digne d'éloges, arrivèrent enfin à lui apprendre à se vêtir et à manger sans le secours d'autrui.

Etat actuel : Aujourd'hui, M. T... est un vieillard bien constitué, de tempérament sanguin ; sa démarche est timide, un peu incertaine, son regard fuyant ; il parle peu ; il affectionne particulièrement les enfants avec lesquels on le voit souvent se promener les tenant par la main. Il a la passion des fleurs et des herbes des champs dont il fait des touffes qu'il offre quelquefois aux personnes qui lui plaisent. On connaît une dame, dans le voisinage de l'hospice, à laquelle il apportait chaque jour sa cueillette. Si elle se trouvait à sa fenêtre au moment de son passage, il lui remettait son bouquet et partait sans rien dire. Si elle n'y était pas, il le déposait religieusement sur la fenêtre.

A l'hospice, il ne parle pour ainsi dire jamais ; seulement si quelqu'un énonce devant lui un fait historique faux, il rétablit les choses avec exactitude... si autrefois il les a apprises. Suivant l'expression de la diaconesse qui a donné ces quelques renseignements : « Son cerveau est comme une boite de clichés photographiques, en touchant un ressort on fait sortir tel ou tel cliché qui se déroule sous vos yeux. »

Parmi les faits les plus curieux de sa mémoire, on peut citer la connaissance exacte de la table de logarithmes.

Sa mémoire lui permet d'indiquer le numéro des différents versets de la Bible et souvent la pagination. Cette particularité a donné lieu à une plaisante anecdote :

Il y a quelques années, M. le pasteur G... avait fait un prêche au temple. Après le sermon, le père T... lui dit : « Monsieur G... vous avez fait le même discours il y a quinze ans » ; et il donne la date exacte, année, mois, jour, heure, etc. « Mais vous me permettrez de vous faire observer que vous avez changé la fin ; d'un autre côté, vous avez reproduit la même erreur qu'il y a quinze ans. Vous avez cité un verset de saint Jean. Ce n'est pas le 25e mais le 40e. Ouvrez tel volume, de telle année, telle édition et vous serez convaincu que je ne me trompe pas ; voyez la page telle, deuxième alinéa, à gauche, telle ligne. »

L'observation qu'on vient de lire nous montre la mémoire, la mémoire verbale surtout, survivant seule ou à peu près dásn une intelligence malade; elle nous permettra de passer, sans transition trop brusque, à l'étude de la mémoire dans l'idiotie.

La persistance et l'hypertrophie de la mémoire chez les idiots est un fait connu depuis longtemps. Gall avait été déjà frappé par ce phénomène, ayant vu « une jeune fille de quatorze ans qui chantait, avec précision, quarante chansons qu'elle savait toutes par cœur; elle était cependant dans un état d'idiotisme tel, qu'elle mangeait du plâtre et du charbon, qu'elle rongeait les os comme un chien et faisait des efforts pour dévorer tout ce qui lui tombait sous la main (1). »

Morel, dans ses *Etudes cliniques,* t. I, p. 24, rapporte, à propos de l'idiotie, l'observation suivante :

« Marcel Guibard, de la Haute-Saône, vingt-huit ans, imbécile, ne sachant ni lire ni écrire, aveugle par suite d'une ophtalmie purulente, instincts dépravés.

» Ce malheureux imbécile, incapable, il est vrai, de soutenir une conversation avec attention et jugement, comprend néanmoins les questions qu'on lui adresse, et s'il lui arrive de ne pas en saisir la portée, il en demande l'explication. Son langage n'est pas trop embarrassé, et, malgré sa voix rauque et gutturale, on se prend à s'arrêter devant lui, grâce à ses réponses piquantes et parfois spirituelles. Il a été à Paris autrefois, nous ne savons trop par quelle occasion, rejoindre sa sœur qui y était ; eh bien, son étonnante mémoire a conservé le souvenir de tout ce qu'il y a vu et entendu, sans oublier ni le nom de la rue, ni celui du numéro où demeurait sa sœur ; sa mémoire semble particulièrement porter sur les dates. Il ne peut compter jusqu'à vingt ; mais il connait tous les saints du calendrier et sait le jour de leur fête. Il n'ignore pas qu'il est né un 10 janvier, jour de la Saint-Marcel, qu'il est parti de son village le 20 juillet, jour de la Saint-Féréol. Guibard connait le nom de toutes les personnes du service ainsi que des malades de la division qu'il habite ; il nous est arrivé d'avoir recours à lui quand un nom nous échappait ; rien de si curieux alors que de l'examiner dans ses procédés

(1) Gall, *Op. cit.*

d'investigation ; il s'approche à quatre pattes, commence par flairer l'individu, lui passe la main sur la tête, sur les boutons et les coutures de ses vêtements, et dit en ricanant : « Vous ne savez pas qui c'est ?... c'est un tel », et jamais il ne se trompe. »

M. A. Foville fils a fait, avec raison, remarquer que la mémoire chez les idiots ne se développait que tout à fait partiellement. « Certains de ces infirmes, dit-il dans l'article *Idiotie*, du *Nouveau Dictionnaire de médecine et de chirurgie pratiques*, peuvent réciter par cœur, des choses même longues qu'on leur a apprises et ne jamais parvenir à connaître les lettres de l'alphabet; d'autres répéteront, sans se tromper, toute la table de multiplication, et ne pourraient pas faire dans la pratique, les calculs les plus élémentaires. Beaucoup ont pour la musique une aptitude plus grande que pour tout autre chose, prennent un vif plaisir à entendre chanter ou jouer, retiennent et reproduisent les airs avec une facilité d'autant plus frappante qu'ils sont réfractaires aux autres genres d'impression. D'autres, mais cela est beaucoup plus rare, ont une aptitude du même genre pour le dessin. »

Chaque asile, du reste, a son idiot à grande mémoire. Mais ces faits, pour si intéressants qu'ils soient, n'ont pour le moment aucune rigueur scientifique. Il importera dans l'avenir dans tout cas semblable d'étudier : 1° A quel genre d'idiotie on a affaire; 2° quelle mémoire est développée spécialement ; 3° dans quelles mesures existe cette hypertrophie. C'est dire qu'on devra à la fois appliquer à l'étude de la mémoire dans l'idiotie les principes les plus rigoureux de l'examen clinique et la minutieuse pratique des expériences de psychométrie. Comme cela on arrivera, et comme cela seulement, à posséder des documents de grande valeur...

Il ne faudrait pas confondre avec les gens atteints d'hypertrophie partielle de la mémoire, ceux qui *simulent* cette hypertrophie. Louyer-Willermay cite les résultats merveilleux qu'ont obtenu, grâce à cette simulation, plusieurs personnages demeurés célèbres par leur mémoire. Plus récemment, M. Binet, à qui l'on doit ce mot de *simulation de la mémoire*, a étudié la simulation de la mémoire des chiffres et montré que le simulateur pouvait gagner les calculateurs prodiges en vitesse d'acquisition. Ces résultats s'obtiennent au moyen d'une science spéciale, la *mnémotechnie*, dont Simonide, est dit-on, l'inventeur. Primitivement nous avions eu l'intention d'étudier, dans le cours de notre travail, la mnémotechnie et ses procédés. Cette étude menaçant d'être fort longue, nous la réservons pour un article spécial et nous ne faisons que signaler ici la simulation de la mémoire pour nous mettre en garde contre le reproche de l'avoir confondue avec l'hypertrophie.

La conclusion à tirer de ce chapitre sera brève : nous dirons simplement que tous les cas d'hypertrophies de la mémoire sont des cas morbides. Les hypertrophies partielles seront des cas encore plus pathologiques si on nous permet cette expression. Nous avons, espérons-nous, soulevé plus d'un point intéressant sans en approfondir aucun. Notre but étant de faire une question d'ensemble, on ne pourra nous le reprocher. Nous ne pouvons, en finissant, que signaler, une fois de plus, la nécessité de faire dorénavant une étude plus scientifique de ces hypertrophies, en prenant des observations rigoureuses et en soumettant le sujet à des expériences.

CHAPITRE III

De l'hypermnésie physiologique et du « déjà vu ». — De quelques variétés d'hypermnésies morbides.

SOMMAIRE : Distinction des hypermnésies par simple reviviscence de faits oubliés et des hypermnésies avec exaltation véritable de la mémoire. — Hypermnésies physiologiques par reviviscence des images en présence de la sensation initiale ; observations diverses. Théorie. — Quelques observations de « déjà vu » et de quelle manière et en quelle mesure on peut les ramener à des phénomènes d'hypermnésie. — Exaltation matutinale de la mémoire. — Hypermnésies émotionnelles et préagoniques ; la théorie de M. Ribot n'explique pas tous les faits d'hypermnésies préagoniques. — Hypermnésie de l'entraînement intensif. — Hypermnésies traumatiques : un cas d'hypermnésie traumatique qu'on peut ramener à un simple phénomène d' « aphasie amnésique des polyglottes ». — Hypermnésies chez les délirants fébriles : nécessité d'une étude scientifique de cette question. — Hypermnésies partielles par perte d'un sens : hallucinations des aveugles et illusions des amputés. — Résumé.

Après avoir étudié dans le chapitre précédent les cas d'hypertrophies générales et partielles de la mémoire, que certains auteurs ont appelé des *hypermnésies permanentes*, nous arrivons maintenant à la catégorie de faits pour lesquels nous avons plus spécialement réservé le nom d'hypermnésie.

L'hypermnésie, avons-nous dit, sera pour nous un trouble

de l'évocation, trouble en plus comme l'amnésie est un trouble en moins. Nous allons donc chercher dans quelles conditions cette richesse de l'évocation peut se produire. Mais avant disons que sous le nom d'hypermnésie nous décrirons (ce qui a du reste été fait avant nous) deux ordres de phénomènes assez différents. Nous dirons, en effet, qu'il y a hypermnésie : d'abord, quand il y a réviviscence de souvenirs absolument oubliés ou tout au moins impossibles à évoquer volontairement. Ce souvenir oublié, revenant à la conscience sous une influence quelconque, sera donc un fait d'hypermnésie; mais remarquons-le, dans ce cas, le *ton* de la mémoire n'aura pas été modifié. D'autres fois, au contraire, une foule de faits oubliés, de sensations qui ont passé presque inaperçues, seront versés dans la conscience : le ton de la mémoire se sera élevé ; il y aura exaltation à proprement parler, véritable hypermnésie en un mot comme cela arrive dans la folie ou dans certains délires toxiques.

Dans le premier cas, c'est un homme qui retrouve dans un tiroir une menue pièce de monnaie qu'il croyait à jamais perdue pour lui ; cette trouvaille l'étonne mais ne le rend pas plus riche. Dans le second cas, au contraire, c'est un trésor, enfoui dans une cave, qu'on découvre, trésor dont on ne soupçonnait même pas l'existence. Et si l'on veut bien nous permettre une seconde comparaison, nous dirons que, comme une fontaine peut un jour, sous une influence inconnue, nous verser une eau plus fraiche et plus limpide que d'habitude, et cela sans modifier son débit, de même façon la mémoire peut ramener à la conscience des souvenirs plus anciens que ceux qu'elle évoque journellement, sans que le nombre de ces souvenirs soit notablement augmenté. D'autres fois, au contraire, à la suite d'un orage, la fontaine subitement accrue coule à gros bouillons ; de même la mémoire exaltée fait surgir en foule et verse à la conscience une masse de faits.

Du reste, dans l'hypermnésie, nous ne rangeons pas seulement des souvenirs d'ordre intellectuel ; nous réservons une large part aux hypermnésies affectives dont, chemin faisant, nous parlerons plus d'une fois.

Les faits de la première catégorie (réviviscence de souvenirs oubliés sans changement dans le ton de la mémoire) peuvent se produire dans des circonstances bien différentes ainsi que nous allons le voir.

On connait le cas suivant d'Abercombrie que rapportent Carpenter et Ribot :

« Une dame à la dernière période d'une maladie chronique fut conduite de Londres à la campagne. Sa petite-fille qui ne parlait pas encore lui fut amenée et, après une courte entrevue, elle fut reconduite à la ville. La dame mourut quelques jours après. La fille grandit sans se rappeler sa mère jusqu'à l'âge mûr. Ce fut alors qu'elle eut l'occasion de voir la chambre où sa mère était morte. Quoiqu'elle l'ignorât, en entrant dans cette chambre, elle tressaillit : comme on lui demandait la cause de son émotion : « J'ai, dit-elle, l'impression distincte d'être venue autrefois dans cette chambre. Il y avait dans ce coin une dame couchée paraissant très malade qui se pencha sur moi et pleura (1). »

Nous trouvons, toujours dans Carpenter, un autre fait analogue : « Il y a quelques années, dit l'auteur en question, le Révérend S. Hansard, actuellement recteur à Bethnal Green, avait été en mission religieuse pour quelques jours à Hurstmonceaux, dans le comté de Sussex. Durant son séjour dans ce pays il alla un jour faire une partie avec quelques amis au château de Pevensey, qu'il ne se souvenait nullement d'avoir visité jadis. En approchant de la grande porte, il eut une impression extrêmement vive de l'avoir déjà vue (he seemed to himself to see) et il revoyait non seulement cette porte, mais des gens installés sur le haut, et en bas des ânes sous le porche. Cette conviction singulière s'imposant à lui,

(1) I have a distinct impression of having been in this room before, and that a lady who lay in that corner and seemed very ill, leaned over me and wept (Abercombrie, cité par Carpenter).

il s'adressa à sa mère, pour avoir quelques éclaircissements sur ce point. Il apprit d'elle qu'étant âgé de seize mois, il avait été conduit en partie dans cet endroit, qu'il avait été porté dans un panier sur le dos d'un âne et qu'il avait été laissé en bas avec les domestiques, tandis que les plus âgés de la bande s'étaient installés pour manger au-dessus de la porte du château (1). »

Nous empruntons à M. Rouillard une troisième observation assez semblable aux deux précédentes, mais peut-être plus intéressante et à coup sûr moins banale. « Nous avons connu, dit-il, une dame, morte il y a quelques années à un âge avancé, et qui se plaisait à raconter le fait suivant qui lui était arrivé à elle-même. Agée d'environ six ans, elle avait été prise en 1793, dans la Vendée, avec sa mère, femme d'un gentilhomme vendéen portant un des plus grands noms de France. Après diverses péripéties, elles avaient toutes deux été menées à l'échafaud dans une charrette, la sixième et dernière de la file. L'exécution avait lieu sur une grande place d'une ville du Centre. Pendant qu'elles attendaient dans la charrette leur tour de supplice, un homme, un prêtre déguisé, réussit à couper les liens de la mère, et, faisant glisser la femme et l'enfant entre les barreaux de la charrette, les sauva au milieu de la foule, absorbée par le spectacle de la guillotine. Cachées pendant quelques jours dans un grenier, elles regagnèrent ensuite la Vendée, où la mère de Mme X... fut, en combattant, tuée d'une balle deux mois après. Mme X... ignorait dans quelle ville s'était passé le drame. Mariée à vingt et un ans à un officier du génie, elle vint vers l'âge de trente-cinq ans à Orléans avec son mari appelé à un poste nouveau. Etant, le lendemain de son arrivée dans cette ville, sortie pour quelques emplettes, elle déboucha sur la place du Martroy. Le souvenir de son enfance surgit aussitôt. Elle reconnut la place où elle avait été conduite à

(1) Carpenter, *Principles of mental physiology*, p. 430 et 431 ; et Ribot, *Maladies de la Mémoire*.

l'échafaud; elle revit la charrette, sa mère priant, la foule, et au fond la fatale machine dressée. Cette vision subite fut si terrible qu'elle en perdit connaissance et tomba à terre. Elle ne voulut du reste pas rester un instant de plus à Orléans et n'y retourna jamais de sa vie (1). »

Maury, dans son intéressant ouvrage sur le *Sommeil et les Rêves*, rapporte une observation fort curieuse, un peu différente des précédentes, mais qui rentre néanmoins dans le même groupe.

« Je me souviens, raconte ce psychologue, que j'avais un jour écrit sur certain point d'économie politique, quelques réflexions destinées à l'impression. Je perdis les pages où j'avais couché mes pensées et je renonçai forcément à mon projet de les adresser à une revue littéraire. J'avais totalement oublié ce que j'avais écrit, lorsqu'on me sollicita de nouveau de donner l'article promis. Je me remis au travail de composition, et je pensai avoir imaginé une nouvelle manière d'entrer en matière dans mon article. Deux mois plus tard, je retrouvai, par hasard, les pages égarées. Grande fut ma surprise de reconnaître presque mot à mot, et avec les mêmes phrases, ce que j'avais cru depuis avoir récemment inventé (2). »

Nous pourrions donner d'autres exemples de réviviscence de souvenirs paraissant absolument oubliés. Les faits que nous venons de citer ne sont que des cas spéciaux, un peu plus remarquables, d'une loi que nous pouvons chaque jour vérifier autour de nous et en nous : nous voulons parler de la réapparition du souvenir à la conscience en présence de la sensation initiale. Pour généraliser le fait, disons qu'un état de conscience α qui a été causé par une sensation primitive a reparaîtra de nouveau en présence d'une sensation a' identique à la première. Remarquons que l'état de conscience α pourra être composé des éléments β, γ, δ, ε, par

(1) Rouillard, *Les Amnésies*, etc. th. Paris.

(2) Maury, *Le Sommeil et les Rêves*, p. 431.

exemple, alors que la sensation *a'* qui le fera renaître ne comprendra que les éléments β et δ par exemple. Peu importe, en vertu de l'association des idées, les éléments γ et ε unis dans une première expérience, réapparaîtront si β s'évoque en présence de la nouvelle sensation *a'*. Les faits que nous venons de signaler ne sont donc pas à proprement parler anormaux : ils se produisent, en effet, dans des conditions tout à fait physiologiques et ils ne sont remarquables que parce qu'ils prouvent la richesse de notre mémoire, la persistance de nos souvenirs. Chacun de nous est comme ce roi qui ignorait le chiffre de sa fortune : il nous faut des circonstances spéciales pour nous permettre d'avoir quelque idée des trésors enfouis dans notre esprit. Du reste, quand nous voulons nous remémorer un fait oublié, comme le fait si justement remarquer M. Ribot, nous cherchons à nous replacer dans les mêmes conditions matérielles existant au moment où nous avons reçu la sensation primitive. Nombreux sont les poètes, les écrivains qui, pour rendre plus intenses leurs souvenirs d'enfance et en faire surgir de nouveaux, retournent au pays natal interroger l' « âme des choses ». En présence du sol retrouvé, de la maison paternelle et du clocher du village, ils voient leurs souvenirs surgir en foule et disent avec le fabuliste : « J'étais là, telle chose m'advint. »

Nous n'insisterons pas sur ces faits ; mais il nous a fallu les signaler, car ils nous permettent jusqu'à un certain point d'éclaircir une question très à l'ordre du jour actuellement, nous voulons parler des illusions de la mémoire et plus particulièrement du *déjà vu*. Mais comme nous donnons une importance capitale aux faits, nous ne nous permettrons d'essayer d'émettre une théorie qu'après avoir donné des exemples.

Nous n'avons pas toutefois l'intention de traiter longuement cette question qui a déjà été l'objet de plusieurs articles dans la *Revue philosophique* et dans les Archives allemandes de Psychiatrie (1), et qui va faire le sujet d'une très sérieuse étude de M. le docteur Arnaud, directeur adjoint de la maison de santé de Vanves.

Nous ne dirons donc de cette question que ce qui nous touche plus particulièrement.

Les écrivains ont depuis longtemps signalé ces minutes émouvantes de la vie, dans lesquelles une sensation nouvelle nous semble avoir déjà été éprouvée. Nous ouvrons le dernier roman paru et, lecture faite, nous nous écrions : où donc ai-je lu cette histoire ? Même illusion pour la nouvelle pièce en vogue ou la dernière composition d'un musicien à la mode, pour la femme aperçue en soirée ou dans la rue. Nous trouvons un exemple assez intéressant de cette illusion dans un des derniers romans de Gabriel d'Annunzio :

« Certainement, dit un des personnages, je vous ai déjà vue ; je ne sais plus où, je ne sais plus quand, mais certainement je vous ai vue. Dans l'escalier, tandis que je vous regardais monter, un souvenir indistinct s'élevait de ma mémoire, quelque chose qui prenait forme suivant le rythme de votre ascension, comme une image qui naîtrait d'un air de musique... Je n'ai pas réussi à tirer ce souvenir au clair ; mais lorsque vous vous êtes retournée, j'ai senti que votre profil répondait incontestablement à cette image. Ce ne pouvait être une divination ; c'était donc un obscur phénomène de la mémoire. Certainement je vous ai vue déjà. Qui sait ? Peut-être dans *un songe*, peut-être dans *une création d'art*, peut-être aussi dans *un monde différent*... dans *une existence antérieure*... (2) »

Nous soulignons à dessein la dernière phrase qui contient plusieurs tentatives d'explication sur lesquelles nous reviendrons tout à l'heure.

(1) Voir notamment à ce sujet : SANDER, Über Erinnerungstaüschungen. PICK, Zur Casuistick der Erinnerungstaüschungen.

(2) GABRIEL D'ANNUNZIO, *L'Enfant de volupté.*

M. Dugas, dans son étude sur la *Fausse mémoire*, cite les vers de Verlaine :

> Dans une rue, au cœur d'une ville de rêve,
> Ce sera comme quand on a déjà vécu
> Un instant à la fois très vague et très aigu.

vers qu'il est impossible de comprendre, ainsi que l'a montré Jules Lemaître, si l'on ne connaît les phénomènes du *déjà vu* auxquels fait à coup sûr allusion le poète décadent.

M. Dugas cite encore le passage du *Roman d'un Enfant*, de Pierre Loti. « Devant moi, quelque chose apparaissait, quelque chose de sombre et de bruissant qui avait surgi de tous les côtés en même temps et qui semblait ne pas finir, une étendue en mouvement qui me donnait le vertige mortel... Evidemment *c'était ça* ; pas une minute d'hésitation, ni même d'étonnement que ce fût ainsi : non rien que de l'épouvante ; je *reconnaissais* et je tremblais...

» Pour la *reconnaître* ainsi, la mer, l'avais-je déjà vue ? Peut-être inconsciemment, lorsque vers l'âge de cinq ou six mois, on m'avait emmené dans l'île, chez ma grand'tante, sœur de ma grand'mère. Ou bien avait-elle été si souvent regardée par nos ancêtres marins, que j'étais né ayant déjà dans la tête un reflet confus de son immensité (1). »

Nous emprunterons encore un autre exemple à M. Pierre Loti à propos de la fausse mémoire dans le sommeil. Du reste, dans les œuvres de cet écrivain, on trouverait plus d'un fait analogue.

« Un malade, dit M. Ribot en traduisant Sander, en apprenant la mort d'une personne qu'il connaissait, fut saisi d'une terreur indéfinissable, parce qu'il lui sembla qu'il avait déjà auparavant ressenti cette impression. « Je sentais que déjà auparavant, étant couché ici, dans ce même lit, X... était venu et m'avait dit : « Müller est mort ». Je répondis : « Müller

(1) Pierre Loti, *Le Roman d'un Enfant*, cité par Dugas, *Sur la fausse mémoire*.

est mort il y a quelque temps, il n'a pu mourir deux fois [1]. »

Prenons encore à M. Ribot le cas suivant du docteur Pick : « Un homme instruit, raisonnant assez bien sur sa maladie et qui en a donné une description écrite, fut pris vers l'âge de trente-deux ans d'un état mental particulier. S'il assistait à une fête, s'il visitait quelque endroit, s'il faisait quelque rencontre, cet événement, avec toutes ses circonstances, lui paraissait si familier qu'il se sentait sûr d'avoir déjà éprouvé les mêmes impressions, étant entouré précisément des mêmes personnes ou des mêmes objets, avec le même ciel, le même temps, etc. Faisait-il quelque nouveau travail, il lui semblait l'avoir déjà fait et dans les mêmes conditions. Ce sentiment se produisait le jour même au bout de quelques minutes ou de quelques heures, parfois le jour suivant seulement, mais avec une parfaite clarté [1]. »

Nous pourrions multiplier les exemples : ils sont légion. Mais nous l'avons dit : nous n'avons pas la prétention d'étudier une si vaste question. Nous n'en voulons dire que ce qui peut se rapporter à l'hypermnésie. Nous nous bornerons donc à citer encore l'observation suivante, inédite, que nous devons à l'obligeance de M. le docteur Laurent qui a bien voulu, lui-même, la rédiger.

« Dans mon cas, il s'agit d'un lieutenant d'une intelligence supérieure, ayant remarquablement rempli des missions de confiance, noté actuellement comme un des meilleurs officiers de son régiment, mais qui, à l'insu de tous, fume l'opium d'une façon moyenne. Or, il a remarqué pendant une période de fumerie aussi bien que pendant la période actuelle, séparée de l'autre par trente mois d'Afrique, que tous les jeunes gens de son âge sont reconnus par lui comme des camarades de promotion.

» L'impression est très nette, et plusieurs fois, se trouvant avec moi, il m'a montré des jeunes gens en me disant : « Si je

(1) RIBOT, *Maladies de la Mémoire*, p. 151.

ne me défiais, je croirais que c'est un de mes camarades de promotion » (nous venions d'avoir une conversation à ce sujet).

» Ce phénomène lui arrive plusieurs fois par jour, et lorsqu'il se trouve en face d'un camarade, l'impression n'est pas plus nette. Il s'en défie tellement que, à l'exception de ses amis intimes, il n'aborde jamais les personnes qu'il croit reconnaître, mais cherche à se faire d'abord remarquer et reconnaître lui-même pour être sûr qu'il n'est pas en proie à l'illusion habituelle.

» Il s'est aperçu du fait en ce que, étant venu un jour à Paris, il a été étonné du nombre de camarades de promotion qu'il croyait avoir vus dans la journée; c'est pour lui une véritable obsession. Je l'ai vu en reconnaître trois dans une salle de restaurant. — « J'ai beau faire, me disait-il ce jour-là, et me répéter que c'est une illusion, plus je les regarde et plus je crois les reconnaître ». — Il faut noter que l'un des trois était réellement un camarade.

» Quand il a ces illusions, il ne met jamais de noms sur les physionomies. Il se représente assez bien le camarade tel qu'il l'a connu autrefois à Saint-Cyr, le trouve parfois vieilli, mais c'est toujours un anonyme et quant il peut *mettre un nom sur un visage il est sûr de sa reconnaissance.*

» Il avait remarqué que ce fait se reproduisait chez lui quand il fumait, sans songer pourtant à l'attribuer à l'opium. Il est de plus paludéen, l'étant devenu au Soudan. Toutefois il avait éprouvé ce phénomène avant son départ de France car il a commencé à fumer avant d'être allé aux colonies

» A la réflexion, il attribue ce phénomène à ce que, quand il considère un jeune homme de son âge, il est très probable que parmi les huit ou neuf cents élèves qui se trouvaient à Saint-Cyr à la même époque que lui quelqu'un était, ayant avec la personne actuellement considérée des traits de ressemblance. L'opium, amenant une excitation de la mémoire, un type surgit de sa pensée qui, à l'aide de quelques points de ressemblance et grâce à ce vague de la mémoire, s'identifie avec l'individu qu'il a devant les yeux. »

Après les quelques faits que nous venons d'exposer, quelle théorie allons-nous en dégager ? Disons d'abord que la question du « déjà vu » est une question fort complexe qu'on ne peut avoir la prétention d'expliquer par une seule hypothèse, car on a décrit sous ce nom des faits, analogues sans doute, mais dus à des causes bien différentes.

On a prétendu, quelques romanciers du moins, que l'illusion du « déjà vu » s'expliquait par le fait que nos ascendants avaient réellement *vu* ce que nous pensons reconnaître : ce serait là un phénomène d'hérédité du souvenir intellectuel, identique à l'hérédité de l'instinct ou de la forme, hérédité qui n'est, après tout, qu'un phénomène de mémoire physiologique. « Qui sait même, écrit M. Fouillée, si, comme le croyait Platon et comme un darwiniste serait porté à le soutenir, nous n'avons pas parfois des réminiscences d'une expérience antérieure à notre naissance, et conséquemment ancestrale ? On déterminera peut-être un jour, dit M. James Sully, ce que l'expérience de nos ancêtres est au juste capable de nous fournir, si ce sont des tendances mentales vagues, ou des idées presque définies... Mais tant que nous ne posséderons pas de documents précis sur ces points, il semble plus sage de rapporter les souvenirs nuageux qui hantent parfois l'esprit à des faits rentrant dans l'expérience personnelle de l'individu (1). »

Laissant de côté cette hypothèse chère aux poètes et aux écrivains, nous dirons d'abord que souvent l'impression du « déjà vu » est causée par un fait réel, c'est-à-dire qu'elle n'est éprouvée que, parce que réellement on a vu déjà auparavant l'objet qui est censé nous illusionner. Prenons encore un exemple; une personne a lu dans son enfance un livre qu'elle n'a depuis jamais revu, dont elle n'a point entendu parler, dont elle n'a même jamais aperçu le titre dans un catalogue où dans la boutique d'un libraire. Supposons maintenant que cette personne, vers l'âge de trente-cinq ans

(1) A. Fouillée, *La mémoire et la reconnaissance des souvenirs*.

par exemple, retrouve cet ouvrage oublié dans un vieux placard. La couverture, les caractères, les gravures, dès l'abord, lui donnent la sensation de quelque chose de connu. Les premières pages font surgir dans son esprit mille idées, qu'il lui semble vaguement reconnaître, mais la localisation ne se fait pas, la reconnaissance est imparfaite et notre sujet s'écrie. « Que c'est là un phénomène bizarre ! J'ouvre un livre dont j'ignore même le titre et il me semble, dès les premières lignes, l'avoir déjà lu. Je suis pourtant bien sûr de ne l'avoir jamais ouvert de la vie ». Et si nous avons affaire à une personne quelque peu instruite elle dira : « A quoi bon se tourmenter ! Je suis le jouet d'une illusion de la mémoire. C'est un phénomène de ce « déjà vu » dont nous parlent plusieurs écrivains ». Que s'est-il donc passé ? Il y a eu dès les premières lignes, évocation de souvenirs oubliés, véritable hypermnésie physiologique, analogue en tous points à celle que nous avons décrite au début du présent chapitre : renaissance de souvenirs oubliés en présence du renouvellement de la sensation initiale. Mais le quatrième temps a mal fonctionné et nous avons une illusion de la mémoire des plus curieuses, qui consistera à croire qu'on *n'a pas vu une chose vue* véritablement et qui semble *déjà vue*. Qu'on excuse la bizarre consonnance de notre phrase mais elle nous semble parfaitement rendre compte de l'illusion que nous voulons décrire.

Avançons d'un degré. Prenons le cas de notre personne de tout à l'heure occupée à lire un livre que cette fois réellement elle n'a jamais lu. Les idées exprimées dans cet ouvrage vont faire naître des idées analogues lues ailleurs et qui semblaient absolument oubliées. Il va se produire une hypermnésie véritable, résultant d'un automatisme de la mémoire, d'une évocation d'images par analogies. Ces images analogues, et qui ne sont qu'analogues, seront prises par l'esprit pour identiques et notre personne dira encore : « Mais j'ai lu ce livre. Quelle mauvaise mémoire j'ai donc pour ne pas m'en être aperçu à la seule inspection du titre ? » Puis doutant, elle ajoutera : « Ou du moins il me semble l'avoir lu » et voilà une seconde illusion de la mémoire constituée, un nouveau fait de *déjà vu*.

Si nous reprenons quelques-uns des exemples que nous avons cités tout à l'heure nous verrons qu'on peut, en dernière analyse, les ramener à l'hypermnésie. L'annonce de la mort d'un ami au malade de Sander le fait souvenir d'une situation identique qu'il a lue ou vue déjà. Enfin, le second malade dont parle Ribot, celui du docteur Pick, voit ses souvenirs revenir en foule, appelés par analogie à chaque état nouveau de conscience qu'il éprouve. L'officier de M. Laurent nous présente un phénomène encore plus intéressant en ce qu'il a dans la mémoire un certain nombre de types de physionomies, faites à coup sûr, d'après le procédé dont parle M. A. Fouillée, dans un intéressant article sur « La Survivance et la Sélection des Idées dans la Mémoire ». Ce procédé est conçu par l'analogie avec ce qui se passe lorsqu'on expose successivement une plaque sensible, pendant un temps à peine appréciable, à la lumière, devant une série de statues. Au lieu de la grotesque figure qu'on pourrait supposer, cette superposition a donné à l'Anglais *Galton* des résultats superbes et avec des figures de statues grecques, ainsi photographiées, il est arrivé à posséder un type parfait de beauté. Il est probable que la même chose se passe dans notre esprit et qu'une foule d'images de notre expérience se fusionnent à la longue dans l'esprit, pour former des types très utiles à notre représentation mentale. C'est ainsi que nous, qui possédons une mémoire surtout visuelle, nous éprouvons le besoin, dès qu'on nous parle d'une personne, de nous la représenter immédiatement. Ce qui apparaît alors à notre conscience c'est à coup sûr un de ces types, résultat de la superposition d'une infinité d'images. L'officier, dont nous parlons, dès qu'il voit une personne, évoque un des nombreux types qu'il a formés dans son esprit; cette évocation a encore lieu par analogie; c'est toujours la reviviscence d'un état oublié en présence d'une sensation analogue à la sensation primitive.

Généralisons maintenant ces faits ainsi que nous l'avons tenté pour les hypermnésies physiologiques. Un état de conscience α qui a été causé par une sensation *a* reparaîtra à la faveur de la sensation α' qui présente quelques analogies avec la première et parmi les éléments β, γ, δ, ε, de la sensation α surgiront par exemple γ et δ qui présentent quelque ressemblance avec γ' et δ' éléments de la sensation α'. L'esprit trompé par cette analogie croira avoir déjà éprouvé la sensation α' et l'illusion du « déjà vu » se produira.

Ainsi en dernière analyse quelques-unes de ces paramnésies peuvent se ramener à l'hypermnésie, comme l'a déjà prétendu M. Rouillard dans sa thèse inaugurale, d'autant mieux que quelquefois il n'y a pas seulement renaissance de faits oubliés mais encore changement dans le ton de la mémoire, tel que dans le cas suivant de M. Lalande. « Tout à coup, dit un jeune homme qui lisait un roman dans un chemin de fer, je fus saisi par l'idée que je l'avais déjà lu, et en même temps, il se produisait dans mon esprit un tel tourbillon de souvenirs et d'images que j'ai cru devenir fou. Cela a duré cinq minutes pendant lesquelles j'ai horriblement souffert (1). »

Nous ne voudrions pas toutefois qu'on nous fît dire plus que nous n'avons voulu et qu'on nous accusât de chercher, pour les besoins de notre cause, à tout ramener à l'hypermnésie. Nous croyons avoir montré seulement que *quelques-uns* (nous soulignons le mot) des phénomènes de fausse mémoire peuvent se ranger en dernière analyse dans les cas d'hypermnésie, mais avec quelque chose en plus ; ce qui est en plus, c'est le trouble du quatrième temps, la reconnaissance et la localisation surtout qui ne se font pas. Ce sont là des troubles qui tiennent à la fois au fonctionnement défectueux du troisième temps qui évoque à faux et du quatrième qui ne reconnaît pas son bien. Ceci justifie ce que nous disions dans notre premier chapitre, à savoir que

(1) Cité par J. Courtier, Les Paramnésies (In *L'Année psychologique*, 1894).

ces phénomènes de psychologie morbide sont complexes et qu'on ne peut songer à les étiqueter à tout jamais dans une une case spéciale. En particulier, ceux dont nous venons de parler dépendent d'un dérangement dans les deux derniers temps du mécanisme de la mémoire [1].

Nous devons maintenant revenir aux hypermnésies proprement dites. Le matin, dans les conditions normales, il se produit une sorte d'hypermnésie. Si le sommeil a été calme et le repos parfait, non seulement il y a facilité d'apprendre, c'est-à-dire bon fonctionnement de la mémoire de fixation, mais encore possibilité plus grande d'évoquer : le matin, ainsi que nous le faisait dernièrement remarquer M. Le Dantec, les noms propres se retrouvent plus facilement, ce qui dépend peut-être aussi du travail automatique accompli durant la nuit. Cette hypermnésie matutinale ne doit pas avoir lieu chez les neurasthéniques qui se réveillent brisés, chez les gens qui dorment dans l'air confiné ou qui sortent d'un cauchemar. Au contraire, si l'on s'éveille après un rêve agréable, on est tout dispos, et, mémoire d'évocation, comme mémoire de fixation, tout marche à merveille. « La première perception qui se fait jour à travers le vague inexplicable du rêve, dit Ch. Nodier, que cite quelque part Moreau (de Tours), est limpide comme le premier rayon du soleil qui dissipe un nuage, et l'intelligence, un moment suspendue entre les deux états qui partagent notre vie, s'illumine rapidement comme l'éclair qui court éblouissant des tempêtes du ciel aux tempêtes de la terre. C'est là qu'Hésiode s'éveille, les lèvres parfumées du miel des Muses; Homère, les yeux dessillés par les nymphes du Mélés; et Milton, le cœur ravi par le dernier regard d'une beauté qu'il n'a jamais retrouvée. Hélas ! Où retrouverait-on les amours et les

(1) L'intéressante observation publiée dernièrement par M. Arnaud dans les *Annales médico-psychologiques*, nous paraît être chose bien différente des cas de « déjà vu » dont nous avons parlé. Il s'agit d'un malade véritablement fou dont le cas demande une explication tout autre que celle proposée tout à l'heure.

beautés du sommeil ! Otez au génie les visions du monde merveilleux et vous lui ôtez ses ailes. La carte de l'Univers imaginable n'est tracée que dans les songes; l'univers sensible est infiniment petit. »

Plus importante est l'hypermnésie qui accompagne certaines émotions vives, car il y a souvent alors modification importante du ton de la mémoire et affluence de souvenirs, c'est-à-dire, puisque les faits psychiques s'accomplissent dans le temps, succession infiniment rapide d'états de conscience antérieurement éprouvés. C'est, il nous semble, Winslow qui cite le cas suivant reproduit par M. Ribot : « Un homme d'un esprit remarquablement net traversait un chemin de fer au moment où un train arrivait à toute vitesse. Il n'eut que le temps de s'étendre entre les deux lignes de rails. Pendant que le train passait au-dessus de lui, le sentiment de son danger lui remit en mémoire tous les incidents de sa vie, comme si le livre du jugement avait été ouvert devant ses yeux (1) ». Forbes Winslow parle encore d'un noyé, qui, rappelé à la vie, raconta : « qu'il lui avait semblé voir toute sa vie antérieure se déroulant en succession rétrograde, non comme une simple esquisse, mais avec des détails très précis, formant un panorama de son existence entière, dont chaque acte était accompagné d'un sentiment de bien ou de mal. »

Une observation plus intéressante est celle de M. C.-A. Hartley dont la *Revue scientifique* a publié un extrait en 1894 : « Au moment, lisons-nous dans ce journal, où lui est arrivé l'accident qui faillit lui coûter la vie, M. Hartley avait vingt ans; il était avec un de ses camarades, se baignant dans l'Ohio en un point où il y avait une profondeur de 4m 50, plongeant successivement pour s'amuser à ramasser des cailloux sur le fond de la rivière. A un moment donné, M. Hartley plonge à nouveau, ramasse tous les cailloux qu'il peut, sans se presser, et, comme l'eau était tiède, il y reste le

(1) Ribot, *Maladies de la Mémoire*, p. 141.

plus longtemps possible et ne se met à remonter qu'à l'instant où il allait être dans la nécessité de faire une inspiration. Il était à peine à 50 centimètres de la surface, qu'il sent un choc épouvantable dans le dos, entre les deux épaules : c'est son ami qui plonge à son tour et qui, ne le voyant pas regagner la surface, vient de frapper avec la tête le dos de M. Hartley. Sous ce choc, le peu d'air qui restait dans les poumons de M. Hartley est chassé violemment, et l'asphyxie commence immédiatement son œuvre, d'autant que, sous l'influence du poids de son camarade, notre baigneur avait coulé comme une pierre; ses bras tombent inertes le long de son corps et il se trouve étendu sur le fond de la rivière.

» Il était dans un état de demi-inconscience, et voyait tous ses parents, tous ses amis l'entourant en foule et le regardant les yeux pleins de larmes. Tous les éléments de sa vie passaient lentement devant sa vue, bonnes ou mauvaises actions ou même choses fort indifférentes. Il se rappelait, avec une netteté absolue, les faits les plus minimes de sa vie de tout petit enfant quand il était à l'école. « Je sentais bien, dit-il, que je me noyais et je me souviens que je pensais : ce n'est pas, après tout, si douloureux de se noyer ! Mais je me demandais où l'on pourrait bien retrouver mon corps, je frissonnais à la pensée que jamais peut-être il ne serait retrouvé; je cherchais aussi à deviner si mon camarade s'était aperçu du malheur qu'il avait involontairement causé, s'il plongeait ou non pour me repêcher. Puis je me représentai mon enterrement, j'entendais les cailloux résonner sur mon cercueil descendu au fond de la fosse et, enfin, je songeais que bientôt les mères citeraient ma mort à leurs enfants pour leur faire peur. Je percevais des tintements dans les oreilles, des sons de cloches venant d'une certaine distance ». Ce sont ensuite des sensations visuelles : notre noyé aperçoit des tableaux des plus colorés où s'entremêlent toutes les couleurs de l'arc-en-ciel; ces tableaux l'enchantent, il ne ressent ni crainte, ni souffrance. Tout s'apaise autour de lui, les bruits de toutes sortes s'évanouissent; il lui semble jouir d'un bien-être tout particulier, par une température qui ne serait ni trop chaude, ni trop fraîche. Puis il se sent s'élever de terre, flotter dans l'espace, de plus en plus haut, et regarder le monde étendu à ses pieds (1). »

Notre maître, M. le docteur Régis, qui, tout enfant, tomba dans un fossé plein d'eau et manqua se noyer, nous a assuré avoir éprouvé très nettement cette hypermnésie décrite dans les observations qu'on vient de lire. Ce n'est pas là, néanmoins, un phénomène constant et ce qui domine parfois c'est l'hallucination. La mère d'un de nos amis, dans une occurrence analogue, eut des visions terrifiantes, aperçut des cercueils sortant de sa demeure. De l'enquête à laquelle nous nous sommes livré, par l'intermédiaire de son fils, il semble qu'il n'y eût pas chez elle hypermnésie véritable, mais hallucinations plus spécialement puisées dans le domaine de l'imagination. En tout cas, hallucinations imaginatives ou exaltation de la mémoire proprement dite, l'asphyxie, chez les noyés, se traduit par des phénomènes d'excitation cérébrale dont les sujets se souviennent ensuite, ce qui est intéressant à opposer à l'amnésie consécutive au suicide par pendaison, décrite par plusieurs auteurs, notamment par MM. Sollier (2) et Régis (3).

Chez les noyés, les faits que nous venons de décrire doivent-ils être attribués à l'émotion vive ou à la présence d'acide carbonique dans le sang ? Nous n'avons pas là une classe bien distincte puisque nous pouvons ranger ces différents cas aussi bien dans les hypermnésies toxiques que dans les hypermnésies émotionnelles.

L'émotion peut, du reste, se manifester aussi bien par de l'inhibition que par de l'excitation, inhibition ou excitation pouvant se traduire dans le domaine physique ou dans le

(1) *Les sensations d'un noyé*, d'après Hartley.

(2) SOLLIER, *Op. cit.*

(3) RÉGIS, Note sur l'Amnésie rétrograde après les tentatives de suicide par pendaison.

domaine moral. Sous l'empire de l'épouvante, les uns restent cloués sur place, les autres fuient éperdus (panique des foules). On sait aussi qu'un candidat ému peut aussi bien être frappé d'amnésie à un examen qu'au contraire voir revenir à son esprit les faits qu'il croyait ne pas savoir quelques instants auparavant.

Si les hypermnésies dont nous venons de parler sont peut-être dues à des causes multiples, il en est de même pour l'exaltation de la mémoire qu'on constate au moment de la mort. Cette exaltation peut reconnaître pour causes : l'émotion, la peur, la fièvre, les auto-intoxications et aussi quelquefois l'action de certains médicaments, l'éther en particulier, comme l'admet M. Laurent d'après certaines observations personnelles et quelques-unes de Féré.

Quoi qu'il en soit, ici les faits abondent ; et d'abord le cas célèbre du docteur Ruch, de Philadelphie : « Un Italien, le docteur Scandella, homme d'une érudition remarquable, résidait en Amérique. Il était maître d'italien, d'anglais et de français. Il fut pris de la fièvre jaune, dont il mourut à New-York ; au commencement de sa maladie il parla anglais ; au milieu, français ; le jour de sa mort, il parla italien, sa langue natale (1). »

M. Féré rapporte les deux cas suivants : « Au mois de septembre 1883, j'assistais un malade qui se mourait de consomption avec une escarre sacrée développée au cours d'une myélite transverse. Il était tombé dans une dépression considérable dont plusieurs injections sous-cutanées d'éther l'avaient relevé momentanément ; enfin, il venait de perdre connaissance depuis quelques instants, la respiration était superficielle et rare, le pouls était extrêmement faible, il semblait près d'expirer. Deux injections successives d'un gramme d'éther relevèrent, au bout de quelques minutes, la respiration et le pouls ; les yeux s'ouvrirent et le malade, qui était incliné sur le côté gauche, souleva légèrement la tête et

(1) Ribot, *Maladies de la mémoire*, p. 146.

prononça avec volubilité des paroles qui ne furent pas comprises. Il s'était exprimé en flamand, que personne n'entendait autour de lui. Après quelques mouvements d'impatience, il fit signe qu'il pouvait écrire. On lui présenta un crayon et un carton sur lequel il écrivit très rapidement trois ou quatre lignes aussi en flamand. Cet effort fait, il laissa retomber sa tête sur l'oreiller et, au bout de quelques minutes, le cœur était définitivement arrêté. Cet homme, originaire des environs d'Anvers, habitait Paris depuis longtemps et ne parlait et n'écrivait qu'en français; mais il sembla que, dans cette circonstance, il ait été incapable de se servir de cette langue. On vérifia que l'écrit rappelait une dette de quinze francs contractée en 1868 envers un individu de Bruxelles et non payée (1). »

« Il y a quelques mois, j'ai eu l'occasion de relever un exemple analogue. Il s'agissait d'un ataxique qui se mourait de phtisie pulmonaire. Il avait eu plusieurs lipothymies et ne répondait plus aux interpellations; la respiration était rare et superficielle, le pouls à peine sensible. Six ou sept minutes après une injection d'éther, le pouls s'était relevé et la respiration avait repris un peu d'énergie; il tourne la tête vers sa femme et dit brusquement : « Tu ne la retrouveras pas cette épingle, tout le parquet a été refait », allusion à un fait qui s'était passé dix-huit ans auparavant. Cette phrase dite, la respiration s'arrêta (2). »

Remarquons que dans ces deux cas, l'hypermnésie est survenue à la suite des injections d'éther; nous n'invoquons pas le sophisme : « Post hoc, propter hoc » mais enfin le fait est à signaler.

Le docteur Rush cité par M. Ribot dit encore : « Je tiens d'un pasteur luthérien d'origine allemande, vivant en Amérique et qui avait dans sa congrégation un nombre considérable d'Allemands et de Suédois, que presque tous, peu avant de mourir, prient dans leur langue maternelle. « J'en ai,

(1) Ch. Féré, Note pour servir à l'histoire de l'état mental des mourants.
(2) Ch. Féré, *idem*.

disait-il, des exemples innombrables, quoique plusieurs d'entre eux, j'en suis sûr, n'aient pas parlé allemand ou suédois depuis cinquante ou soixante ans ». A noter encore les observations de Forbes Winslow sur des catholiques convertis au protestantisme qui, avant leur mort, prient exclusivement d'après le formulaire de l'Eglise Romaine. Dans ses « Principes de Physiologie mentale », Carpenter rapporte le cas suivant : « Un idiot de naissance avait perdu sa mère à l'âge de deux ans. Par conséquent il n'avait d'elle aucun souvenir. Il mourut lui-même à l'âge de trente ans : au moment de rendre le dernier soupir il tourna vers nous sa figure que parut illuminer un éclair d'intelligence et s'écria avec un son de voix qu'on ne lui connaissait pas : « Oh ! ma mère, que vous êtes belle ! » et retomba mort. » (House hold Words, vol. IX, p. 200 [1]).

M. Ribot a proposé une théorie ingénieuse pour expliquer ces faits et quelques autres identiques : « Ce retour de langues et de formules perdues, dit-il, ne me paraît, bien interprété, qu'un cas particulier de la loi de régression. Par suite d'un travail morbide qui le plus souvent aboutit à la mort, les couches les plus récentes de la mémoire se sont détruites et ce travail de destruction descendant de proche en proche jusqu'aux acquisitions les plus anciennes, c'est-à-dire les plus solides, leur rend une activité temporaire, les ramène quelque temps à la conscience avant de les effacer pour toujours. L'hypermnésie ne serait donc que le résultat de conditions toutes négatives...; ce serait comme une voix faible qui ne peut se faire entendre que quand les gens au verbe haut ont disparu... Les réviviscences de ce genre ne sont, au sens strict, qu'un retour en arrière, à des conditions d'existence qui semblaient à jamais disparues, mais que le travail à rebours de la dissolution a ramenées. Je m'abstiendrai d'ailleurs des réflexions que ces faits suggèrent si naturellement; j'en laisse le soin aux moralistes. Ils pourront montrer

(1) Carpenter, *Op. cit.*, p. 430.

notamment comment certains retours religieux de la dernière heure dont on fait grand bruit ne sont pour une psychologie clairvoyante que l'effet nécessaire d'une dissolution sans remède (1). »

Cette hypothèse, que nous accepterions volontiers, rend compte à coup sûr d'un certain nombre de faits mais ne les explique pas tous. Ainsi, dans l'exemple suivant, il y a, nous semble-t-il, exaltation véritable : « M... commençait par chanter les airs que sa mémoire pouvait lui rappeler, quelquefois il les chargeait de points d'orgue et de fioritures. Lorsqu'il avait trouvé un effet plus harmonieux que celui de son thème, il y revenait souvent, s'y complaisait, et paraissait alors, en s'écoutant lui-même, tout entier livré à une sorte d'extase.

» Il avait dit qu'il mourrait un samedi au soir, afin de voir du haut des cieux le lever du soleil par un beau jour de dimanche. Le samedi, à neuf heures du matin, après avoir embrassé le confesseur qui venait de l'administrer, il fit tirer les rideaux et pria sa garde de ne point le tourmenter en le forçant de boire, et surtout d'avaler de vilaines drogues qui l'empêchaient de s'endormir quelques jours plus tôt. A trois heures du soir, notre malade commença à psalmodier *quelques airs que nous savions appartenir à Hændel*, et en particulier la cantate de la Chute des Anges. Vers cinq heures, sa voix, naguère frêle et tremblante, prit un timbre sévère et majestueux. C'est alors que, comme inspiré par son bon ange gardien, il composa — c'est le mot — un *Stabat Mater*, où respirait la grande et sublime tristesse de la mère du Christ. J'ai entendu depuis ce moment des hymnes remarquables, nommées par leurs auteurs des Stabat, mais j'avoue que nulle de ces compositions, chefs-d'œuvre des maëstro de l'Italie, n'a vibré dans mon âme comme celle de mon inspiré du ciel étendu sur son lit de mort (1). »

(1) Ribot, *Maladies de la Mémoire*, p. 147.

(1) Lauvergne, *De l'Agonie et de la Mort*, t. I, p. 68, cité par Moreau, de Tours (in *La Psychologie morbide*).

M. Salivas, dans sa thèse : *De l'influence exercée sur l'état mental par l'approche de la mort,* rappelle que l'empereur ADRIEN écrivit avant de mourir ces « vers charmants » :

Anima vagula, blandula,
Hospes comesque corporis,
Quœ nunc abibis in loca?
Pallidula, rigida, nudula.
Nec, ut soles dabis jocos;

que RONSARD composa de fort jolis vers pour une femme aimée et que ALFIÉRI récita avec enthousiasme un passage d'Hésiode qu'il n'avait lu qu'une fois.

Il peut donc y avoir faculté créatrice [1] au moment de la mort; dans les cas que nous venons de citer la mémoire exaltée a fourni à l'imagination des matériaux que celle-ci a combinés. La théorie si séduisante de M. Ribot n'explique plus rien ici. Pour nous, il nous semble qu'en cette question, comme du reste en beaucoup d'autres, il importe de ne point se former une opinion trop absolue. Les cas d'hypermnésie chez les mourants sont sans doute dus à des causes bien diverses ainsi que nous l'avons déjà dit : suivant qu'une de ces causes agit seule ou avec plusieurs autres nous pouvons avoir cette régression des souvenirs dont parle M. Ribot [2]. D'autres fois au contraire, sous l'influence d'une autre de ces causes, il y a véritable exaltation de la mémoire et, ce qui le prouve, c'est que l'imagination, qui ne peut rien sans la mémoire, entre en jeu et combine des images sous une forme nouvelle. Il y a là un curieux point de psychologie morbide à élucider, ce dont nous laissons le soin à un autre.

Nous arrivons maintenant à une variété d'hypermnésie signalée tout récemment par M. le docteur Tissié, de Bor-

(1) On a même prétendu qu'avant le dernier soupir la voix de certains moribonds prenait un timbre mélodieux : le *chant du cygne.*

(2) RIBOT, *Op. cit.*

deaux; cette variété qui n'est point encore absolument morbide sert heureusement de trait d'union entre les hypermnésies physiologiques et les hypermnésies morbides : nous voulons parler de l'exaltation de la mémoire dans « l'entraînement intensif ». « L'état hypnagogique, dit M. Tissié, créé par un acte musculaire prolongé et par la chaleur du soleil qui avaient provoqué une fatigue nerveuse, s'est manifesté chez M. Jiel-Laval par un dédoublement de la personnalité, avec *alternance d'amnésie et d'hypermnésie*, puisqu'il se demandait comment et pour quel motif il se trouvait au milieu de la route, et qu'un instant après, *s'étant rendu compte de sa situation*, il *refait en entier* sa longue course *par la pensée*.» (Voir Jiel-Laval « Ma course à bicyclette Paris-Brest et retour », in *Revue des jeux scolaires*, Bordeaux, septembre-octobre-novembre 1890.)

« Il existe une analogie entre cet état psychique et celui des noyés ou celui de notre sujet, Albert, qui en quelques secondes revivent toute leur existence. Chez les noyés, l'hypermnésie doit être provoquée par la *peur* et peut-être par une *modification des gaz du sang;* chez l'hypnotique, l'hypermnésie est due au sommeil. Mais diverses causes peuvent produire les mêmes effets dont le processus initial est la fatigue nerveuse, d'où désagrégation de tous les groupes psychiques dont l'ensemble bien équilibré constitue le moi physiologique [1]. »

Du reste le plaisir même de la bicyclette est causé, d'après M. Tissié, par « des nombreuses associations d'idées correspondant aux diverses attitudes provoquées par la recherche de l'équilibre ». Cette activité psychique plus grande est un « bien-être et par conséquent plaisir ». Cet état d'exaltation de la mémoire amène des associations nouvelles qui changent le caractère du sujet. Nous avons nous-même éprouvé, et chacun du reste a dû faire la même remarque, cette bizarre mutation de la personnalité au cours d'une course

(1) Tissié, *Psychologie de l'entraînement intensif*.

un peu longue à bicyclette. M. Ch. Du Pasquier « Le plaisir d'aller à bicyclette » a fort bien défini cet état : « Tel individu taciturne et calme, écrit-il dans la *Revue Scientifique*, dans la vie ordinaire, devient bavard quand il est en selle ; tel autre perd toute modération et toute réserve dans ses actes et dans ses paroles. Chacun a pu être frappé des invectives grossières et des qualificatifs orduriers dont il était l'objet de la part de coureurs sur le chemin desquels il se trouvait. A l'état de repos, il est probable que ces violents *recordmen* ne vous eussent pas invectivé de la sorte ; descendus de machine, ils retrouvent leur bonne grâce qu'ils n'abandonnent que sous l'influence de l'état émotionnel créé par le mouvement de la course ». Chez les malades, dégénérés ou névropathes, ces faits s'exagérant produisent une véritable ivresse (*ivresse mécanique de Bain*).

Le traumatisme (les traumatismes craniens en particulier) qui provoque si fréquemment des troubles en moins dans l'évocation des images peut quelquefois, ainsi qu'on l'a signalé, exalter cette évocation et au lieu d'amnésie produire de l'hypermnésie. « Un homme, dit Abercombrie, né en France avait passé la plus grande partie de sa vie en Angleterre, et, depuis plusieurs années, avait perdu entièrement l'habitude de parler français. Ayant été placé entre les mains de M. Abernethy, à la suite d'une blessure à la tête, il parlait toujours français [1] ». Il est évident qu'une esquille osseuse irritant l'écorce cérébrale au niveau d'une zone intellectuelle peut produire de l'hypermnésie absolument de la même façon que, placée au niveau d'une zone motrice, elle cause de l'épilepsie jacksonienne. Nous l'avons dit dans notre premier chapitre : la cellule cérébrale est un accumulateur ; quand on l'excite elle restitue son énergie et sous une forme différente suivant qu'on s'adresse à une cellule sensitive ou à une cellule motrice. Ceci étant établi nous dirons que dans bien des cas, notamment dans celui d'Aber-

(1) TAINE, *Op. cit.*, p. 155.

combrie l'hypermnésie est plutôt illusoire et que le trouble réel est l'amnésie. Il y a là un phénomène qui n'est pas sans présenter quelque analogie avec celui invoqué par Ribot pour expliquer l'hypermnésie des mourants. L'homme blessé à la tête *parlait peut-être bien français parce qu'il avait perdu la faculté de parler anglais*. Ce serait là un simple cas de l'aphasie des polyglottes si magistralement étudiée par le professeur Pitres, et ce qui nous le fait croire, c'est que la loi de l'aphasie amnésique en pareil cas est bien observée, la langue apprise en dernier lieu disparaissant la première. Enfin nous ne voyons pas d'impossibilité que d'après la variété des lésions il y ait amnésie d'un côté et hypermnésie de l'autre par suite de l'irritation. Ce ne sont là d'ailleurs que des hypothèses qu'il faudra vérifier plus tard par des faits.

Nous allons étudier maintenant l'hypermnésie qui se produit dans les états fébriles les plus divers, dans les délires en un mot. Il existe dans cette catégorie des cas célèbres ; tel celui de Coleridge (*Biographia Litteraria*) dont parle Taine et que M. Ribot ne cite pas, dit-il, tellement il est connu. Pour être complet nous le rapporterons néanmoins. « Dans une ville catholique d'Allemagne, une jeune femme qui n'avait jamais su lire ni écrire fut atteinte de fièvre. On l'entendit alors parler latin, grec et hébreu : les prêtres la prétendirent possédée du démon. On écrivit des pages entières de ce qu'elle disait dans son délire ; ce qu'elle disait se composait à la vérité de phrases intelligibles séparément mais n'ayant entre elles aucun rapport. On put retrouver dans la Bible quelques-unes des phrases qu'elle prononçait en hébreu et on constata même qu'elles appartenaient à l'hébreu rabbinique. Toute idée de supercherie devait être écartée. La femme était une simple créature et il n'y avait aucun doute sur son état fébrile. Il fallut beaucoup de temps avant qu'on arrivât à expliquer le cas autrement que par l'hypothèse d'une possession diabolique. Enfin le mystère fut éclairci par un médecin qui reconstitua l'histoire de cette malade. Il découvrit, avec beaucoup de peine, qu'à l'âge de neuf ans, elle avait été recueillie charitablement par un vieux pasteur protestant, très versé dans la langue hébraïque et dans la maison duquel elle vécut jusqu'à ce que la mort lui eût enlevé son protecteur. En poussant l'enquête plus loin on apprit que pendant des années ce vieillard avait eu l'habitude de faire les cent pas dans un couloir qui conduisait à la cuisine de sa maison en lisant ses livres à haute voix. On compulsa ces ouvrages et on y retrouva plusieurs Pères latins et grecs avec une collection d'ouvrages en hébreu rabbinique. Dans ces derniers on retrouva de si nombreuses phrases prononcées par la jeune malade qu'on ne put plus avoir aucun doute sur leur origine (1). »

« A l'âge de quatre ans, un enfant, par suite d'une fracture du crâne, subit l'opération du trépan. Revenu à la santé, il n'avait gardé aucun souvenir ni de l'accident, ni de l'opération. Mais à l'âge de quinze ans, pris d'un délire fébrile, il décrivit à sa mère l'opération, les gens qui y assistaient, leur toilette et autres petits détails, avec une grande exactitude. Jusque-là il n'en avait jamais parlé, et il n'avait jamais entendu personne donner tous ces détails (2). »

« Une religieuse de Paris, femme recommandable par sa candeur et sa piété, atteinte de *fièvre synoque avec délire*, se mit à parler grec et latin. Les autres religieuses la crurent possédée, et n'abandonnèrent cette conviction que lorsque le frère de la malade, à son retour de la campagne, eut expliqué tout naturellement le prodige, en leur apprenant, qu'à l'insu de tout le monde, cette religieuse avait fait des études sérieuses en théologie, savait le latin, et avait reçu de lui-même des leçons de langue grecque (3). »

Après ces quelques observations aujourd'hui classiques, citons la suivante également très connue et qui appartient à

(1) In CARPENTER, *Op. cit.*, p. 437.

(2) RIBOT, *Maladies de la Mémoire.*

(3) Cas de Sauvages, cité par PARCHAPPE, *Symptomatologie de la Folie.*

Abercombrie. « Un célèbre médecin de mes amis, dit cet auteur, m'apprend qu'un jour, ayant la fièvre, mais sans aucun délire, il répéta de longs passages d'Homère, chose qu'il ne pouvait faire étant bien portant ». Un autre, ajoute Taine qui rapporte le fait précédent, qui, en santé, était fort mal doué pour la musique et avait presque oublié la langue gaëlique, chantait étant malade des chansons gaëliques, et cela avec une grande précision, quoique la mélodie fût difficile et qu'auparavant il fût tout à fait incapable de les chanter (1). »

On a vu, lisons-nous dans le *Traité des nerfs et de leurs maladies* de Tissot, un jeune homme à qui son précepteur n'avait « jamais pu rien apprendre et qui ne savait pas joindre comme on dit l'adjectif à son substantif, parler latin sans hésiter après quelques jours de fièvre maligne, réciter des choses qu'il n'avait jamais sues et développer des idées qui jusque-là ne l'avaient point frappé. »

« Olaüs Borrichius, médecin suédois, raconte également qu'un jeune homme d'un esprit lourd et indocile aux leçons d'un précepteur fut atteint d'une fièvre maligne. Le troisième jour, sans nulle apparence de délire, il raisonnait sur le mépris de la mort, sur la fragilité de la vie, sur le néant des choses périssables de ce monde, avec tant de bon sens qu'on l'aurait cru animé de l'esprit de Sénèque (2). »

Blandet dans sa thèse sur l'hypermnésie rapporte encore le fait suivant : « Un jeune Allemand fut confié à l'âge de dix ans, à un pasteur protestant qui lui apprit assez bien le grec pour lire et comprendre Homère, Cinq ans après, ce jeune homme retourna dans son village, où il s'adonna exclusivement à l'agriculture, et bientôt il eut oublié dans ses travaux champêtres tout ce qu'il avait appris. Vingt ans plus tard, à l'âge de quarante-cinq ans, il fut atteint d'une fièvre grave, et voilà qu'au milieu du délire, il se met à réciter un grand nombre de vers que le médecin du lieu

(1) TAINE, *Op. cit.*, p. 155.

(2) Cité par MOREAU (de Tours), In *Fous et Bouffons*.

reconnut, à sa grande surprise, pour ceux du poète grec, les entendant sortir de la bouche d'un paysan (1). »

Rapportons enfin le cas suivant de Carpenter : « Un vieux domestique, originaire du pays de Galles, qui avait quitté très jeune sa terre natale et avait vécu cinquante ans sans y revenir, avait entièrement oublié le dialecte gallois. Cet oubli était si complet que quand quelque parent venait le voir et lui parlait dans la langue qui lui était familière, il était absolument incapable de le comprendre. Pris d'une attaque de fièvre, alors qu'il avait déjà passé soixante-dix ans, il se mit à parler gallois très aisément durant son délire (2). »

Les faits d'hypermnésie dans le délire fébrile que nous venons de citer ont pour but d'attirer l'attention sur l'état de de la mémoire durant les accès de fièvre, mais, pour nous, l'hypermnésie est autre chose que ces quelques histoires. En effet, si l'on se borne à décrire sous le nom d'hypermnésies la réviviscence de quelques faits oubliés, on limite par trop la question. L'exaltation de la mémoire se caractérise par l'afflux à la conscience de mille et mille souvenirs se succédant très rapidement et qu'il nous est impossible ensuite de raconter. Du reste, chacun de ces souvenirs, pris séparément, n'aurait pas grand intérêt et si nous en rapportions un certain nombre dans cette étude on ne manquerait pas de nous accuser de faire entrer dans le cadre de notre sujet bien des choses absolument étrangères et dénuées de tout intérêt. Mais pourtant ces souvenirs qui nous assiègent dans le délire fébrile sont remarquables par leur succession rapide, leur passage instantané dans le champ de la conscience. On voit qu'ainsi considérée la question de l'exaltation de la mémoire s'élargit singulièrement et il n'est personne qui ne pourra se rémémorer, après quelques instants de réflexion, des états semblables éprouvés pendant une maladie quelconque.

(1) Blandet, *Op. cit.*, p. 28.

(2) Carpenter, *Op. cit*, p. 437.

Nous même, bien que n'ayant jamais été atteint jusqu'ici d'aucune affection grave, nous avons souvenir d'avoir remarqué plusieurs fois, au cours d'une fièvre assez forte accompagnant une angine, un coryza ou une bronchite, cette exaltation de la mémoire de rappel, cette rapidité de la pensée ou, comme dit Taine, « cette accélération du jeu des cellules corticales ». Il y a même à proprement parler, c'est du moins notre impression personnelle, une certaine volupté dans la fièvre, un certain plaisir morbide qui n'est pas sans charme. Il est fait sans doute de l'égoïsme d'être couché dans un bon lit chaudement, pendant que les amis bravent les intempéries de l'hiver, mais il est causé aussi, croyons-nous, par cet afflux des souvenirs qui enchante et fatigue à la fois. Nous ne pouvons comparer cet état de rêverie, de demi-somnolence, cet état hypnagogique pour mieux dire, qu'à celui que nous avons traversé depuis en fumant l'opium. Nous avons du reste à reparler de ces curieux phénomènes toxiques.

Mais, dans la fièvre, il a y aussi, nous pourrions même dire surtout, hypermnésie affective; ce ne sont pas que les plaisirs intellectuels qui nous reviennent à l'esprit, mais encore les plaisirs et les peines physiques antérieurement éprouvés. Un de ces souvenir affectifs peut même devenir assez intense pour former un pivot autour duquel s'organisera le délire.

Le délire fébrile est justement la traduction de cet état d'hypermnésie dont nous parlions tout à l'heure. On voit quel intérêt il y aurait à étudier ces faits au lit du malade et à recueillir les moindres paroles que celui-ci prononce. Jusqu'ici tous les faits d'hypermnésie qu'on a rapportés sont vagues : on parle de délires fébriles, et c'est tout. Nous n'avons pas encore de documents vraiment scientifiques sur la question : cette lacune, que nous n'avons pas eu le temps de combler, présente un sujet d'études, sujet difficile à la vérité, mais très intéressant qui, nous l'espérons, tentera un jour quelque psychologue. Avant nous du reste, M. J.-M. Guardia rendant compte, dans la *Revue Scientifique* du 11 juin 1881, de l'ouvrage de M. Ribot sur la mémoire, engage

« à développer un point de doctrine que la plupart des médecins de la spécialité mentale ont laissé dans l'ombre, à savoir la part qui revient à la mémoire dans le délire en général, et dans les illusions et les hallucinations en particulier. »

Il faudrait prendre séparément et étudier avec beaucoup de soin chaque délire aigu et en particulier les délires qui accompagnent souvent les diverses fièvres éruptives. On chercherait comment varie la mémoire de fixation et enfin et surtout comment et en quel sens s'évoquent les images. Cette étude se ferait de deux façons : subjectivement par le récit des personnes guéries, et objectivement par le recueil intelligent des paroles prononcées par les malades délirants.

Pour nous, il nous semble qu'il doit y avoir dans tout délire : 1° rappel exagéré par association des idées de faits qui sont ordinairement dans le domaine de la mémoire; 2° rappel de faits qu'on ignorait faire partie de notre expérience, c'est-à-dire hypermnésie proprement dite.

Quant à l'explication de l'hypermnésie dans le délire, elle résulte sans doute de l'hyperhémie cérébrale de la fièvre mais aussi probablement de la présence dans le sang de certaines toxines agissant sur l'intelligence tout comme l'alcool ou l'opium.

Nous allons enfin terminer ce chapitre en parlant d'une variété d'exaltation de la mémoire, qui si elle n'est pas morbide en elle-même, ne se produit cependant que dans des états maladifs. Nous voulons parler de la réviviscence de telle catégorie d'images à la suite de la perte du sens qui précisément percevait les sensations causes des images : réviviscence des images visuelles chez l'aveugle, des images auditives chez le sourd.

Maury a signalé à plusieurs reprises, dans son ouvrage sur *Le Sommeil et les Rêves*, cette curieuse forme d'hypermnésies : « Ne recevant plus aucune impression visuelle, dit-il, en parlant de l'aveugle, le souvenir des images qui l'avaient jadis frappé se conserve avec une extrême vivacité;

une foule de figures, de tableaux oubliés reviennent peu à peu à la mémoire, parfois avec une soudaineté qui leur donne l'apparence d'une révélation. Peut-être est-ce là la raison qui faisait attribuer dans l'antiquité le don prophétique aux aveugles, comme à Amphiaraüs et à Tirésias. Celui qui est frappé de cécité demeure encore longtemps à rêver qu'il voit, et dans ses songes une foule d'images empruntées à ses impressions passées leurrent son imagination. Un teinturier dont on m'a parlé et qui avait perdu, à vingt ans, la lumière par accident, décrivit un jour avec assez de précision les traits d'un de ses cousins qu'il avait vu en rêve, et que cependant il n'avait jamais rencontré, alors qu'il n'était point privé de la vue. Cherchant à découvrir à quelle cause il fallait attribuer cette apparente intuition, il finit par se rappeler qu'il avait jadis regardé le portrait de son cousin chez un autre parent. C'est ce portrait qui lui était revenu en mémoire. Mais ici le ravivement du souvenir se produit encore en songe. Voici un autre cas qui se rapporte à l'état de veille. M. le capitaine P..., qui a perdu les yeux en Afrique à la suite de blessures, m'apprenait que, depuis ce malheur, le souvenir de certaines localités, auparavant complètement oubliées par lui, lui était revenu avec une extrême netteté (1). »

Quelquefois même l'intensité de la mémoire du sens perdu est telle que les images deviennent hallucinatoires : « On rencontre quelquefois, dit Calmeil, dans les hospices consacrés aux aliénés, des aveugles qui se plaignent d'être tourmentés par des êtres fantastiques dont ils indiquent l'âge, le sexe, la taille, la tournure, le costume, l'expression du visage; des sourds qui se plaignent d'être importunés par des voix imaginaires, par des bruits, des sons qui leur brisent le tympan (2) ». On pourrait enfin montrer quelle grande part revient à la mémoire exaltée dans les illusions des amputés.

(1) Maury, *Le Sommeil et les Rêves*, p. 129.
(2) Calmeil, *De la Folie*, t. I, p. 5.

Rostan signale enfin l'exaltation de la mémoire dans le commencement des maladies aiguës et au début de la phtisie pulmonaire (1).

Le résumé de l'étude que nous venons de faire dans ce chapitre est facile : il y a parfois réviviscence curieuse de souvenirs oubliés en présence du renouvellement de la sensation initiale, et ceci en dehors de tout état morbide proprement dit; ces phénomènes se reproduisent de préférence chez les névropathes et les artistes. Quelques faits de « déjà vu » peuvent en partie s'expliquer par l'hypermnésie ou plus exactement ont l'hypermnésie comme condition première de leur existence. La mémoire s'exalte normalement le matin : elle est exaltée encore avant la mort, dans les émotions vives, dans l'entraînement intensif et dans les délires. Enfin la perte d'un sens amène une recrudescence dans le nombre et l'intensité des images auxquelles ce sens avait donné naissance. Il semble que ces images n'étant plus refoulées à chaque instant par de nouvelles acquisitions, se donnent libre cours et se déversent en masse dans le champ de la conscience.

(1) Rostan, Traité élémentaire de diagnostic et de pronostic.

CHAPITRE IV

Des hypermnésies dans le sommeil et dans quelques autres « états seconds ».

SOMMAIRE : Du sommeil naturel et du sommeil hypnotique. — Y a-t-il interruption de l'activité cérébrale pendant le sommeil ? — Quinze observations d'hypermnésies pendant le rêve. — Comment on peut expliquer cette reviviscence de souvenirs. — De l'hypermnésie affective dans le sommeil; pourquoi elle se produit de préférence à toute autre. — Illusions de la mémoire pendant le rêve. — Ce que devient en rêve la mémoire de fixation; du souvenir des songes. — Du somnambulisme naturel. — Le somnambule est un rêveur qui met son rêve en action. — Lois qui régissent la mémoire dans l'hypnose; schémas. — De la mémoire de fixation dans l'hypnose, avec ou sans suggestion. — Quelques observations d'hypermnésies dans le sommeil hypnotique et du « don des langues ». — De l'hypermnésie dans le spiritisme; observations. — Conclusions. — Aura intellectuelle avec hypermnésie dans l'épilepsie. — Deux observations non classées : hypermnésie affective chez une névropathe et curieuse reviviscence de souvenirs chez un jeune enfant : miracle et hypermnésie.

Une hypermnésie qu'on peut encore qualifier de physiologique est celle qu'on observe dans le sommeil naturel. Mais on connait quels rapports étroits existent entre le sommeil naturel et le somnambulisme provoqué; ce sont deux « états seconds » et, bien que le premier soit normal et le deuxième pathologique, nous savons qu'ils sont unis tous les deux par des liens puissants et nombreux. Chez les hystériques notamment, l'influence des rêves n'est plus discutée depuis les travaux du professeur Pitres et la très intéressante étude de notre excellent ami le docteur Escande de Messières (1). Aussi nous avons cru qu'il y avait intérêt à rapprocher l'hypermnésie qu'on observe dans le sommeil naturel de celle qui se produit dans quelques autres états seconds.

A cet effet, nous avons réuni un certain nombre d'observations relatives à l'hypermnésie dans le sommeil naturel, mais avant de les rapporter, il importe, croyons-nous, de dire quelques mots sur une question qui a passionné longtemps les psychologues; nous voulons parler de l'éternelle discussion touchant la continuité du rêve, c'est à-dire de la pensée dans le sommeil. Autrement dit l'activité cérébrale peut-elle être jamais suspendue un seul instant? Est-ce qu'une seule maille de la chaîne intellectuelle qui relie le moment où l'on s'endort à celui où l'on s'éveille peut se rompre et la trame recommencer ensuite?

Mausdley dit à ce propos: «Quelques écrivains ont prétendu que dans le sommeil, quelque normal qu'il fût, il n'y avait jamais absence de rêves.... Ils prétendent que lorsque nous affirmons n'avoir pas rêvé, la vérité c'est que nous avons rêvé et que nous l'avons oublié, et en faveur de leur opinion, ils apportent des faits incontestables, tels que ceux-ci : l'évanouissement si complet et si rapide de rêves d'une grande vivacité qu'ils disparaissent en quelques minutes et ne peuvent être rappelés dans la mémoire, bien qu'ils fussent présents à l'esprit au moment du réveil ; la manière tout accidentelle dont un fait banal rémémorera quelquefois un songe qui avait été entièrement oublié, et qui sans cet accident eût été oublié pour toujours, et enfin le fait que d'autres personnes peuvent avoir vu dans vos exclamations et dans vos mouvements durant le sommeil, la preuve que nous

(1) Escande de Messières, *Les Rêves chez les Hystériques.*

rêvions, alors qu'éveillés nous affirmons franchement n'avoir pas rêvé (1). »

Tels sont, d'après Mausdley, les arguments des psychologues qui n'admettent pas l'interruption de l'activité cérébrale. Ce sont là des preuves irréfutables en faveur de la théorie qu'ils défendent. Notamment le fait de la négation du rêve par les personnes qu'on a entendu et même *vu* rêver (rêves en action, somnambulisme, etc.), est extrêmement fréquent. Ayant fait dix ans d'internat dans deux lycées et trois ans dans une école militaire, il nous a été donné d'assister plusieurs fois, souvent même, à des scènes des plus comiques à ce propos. Nous avons vu des camarades somnambules réveillant tout un dortoir par leurs paroles exubérantes et leurs chants, à tel point qu'on était obligé de les réveiller à leur tour, nier avec énergie tout ce qu'on leur disait de leurs divagations : « Je rêvais moi, allons donc ! Je n'ai jamais dormi d'un si profond sommeil et c'est une mauvaise plaisanterie que de venir déranger mon repos. »

Les arguments les plus sérieux contre la continuité de l'activité cérébrale durant le sommeil sont tirés de plusieurs expériences faites sur des blessés à qui manquait une partie de la voûte cranienne. On leur posait une question, en comprimant le cerveau un instant; la compression finie, le blessé reprenait sa réponse juste au point où il l'avait laissée achevant même le mot commencé. Ce fait se produit également pendant ces courtes absences des individus fatigués qui « dorment debout » en parlant, lisant ou même écrivant et reprennent, après un somme de quelques secondes, la phrase commencée. Ces faits pour nous n'infirment nullement la théorie de l'activité cérébrale continue : ils peuvent s'expliquer par un dédoublement psychologique et rien ne prouve qu'il ne s'accomplit alors dans l'esprit un travail psychologique automatique dont nous n'avons nulle preuve objective.

(1) Mausdley, *Pathologie de l'Esprit.*

Quoi qu'il en soit, nous ne pouvons admettre l'interruption, ne fût-elle que d'une fraction de seconde, de l'activité cérébrale. Cette histoire de mort psychologique avec résurrection quelques instants après est aussi invraisemblable pour nous que le serait une résurrection physiologique d'un individu qui mourrait quelques minutes chaque jour pour revenir ensuite à la vie, afin de reposer ses organes fatigués comme le dormeur repose son cerveau en l'absence de tout rêve. Certes nous admettons un minimum de fonctionnement cérébral [1], une syncope psychique analogue à la syncope de l'individu physique, mais pour nous, entre le moment où l'on s'endort et celui où l'on s'éveille, il y a chaîne ininterrompue de pensées. S'il en était autrement l'abîme serait infranchissable : le chaînon cassé ne pourrait aller seul se rattacher à la nouvelle chaîne et ce serait un homme nouveau qui naîtrait à la vie, ayant « table rase » dans son esprit : comment pourrait-il en effet évoquer son passé sans point de départ pour le rappel des images ?

Nous ne citerons que pour mémoire la théorie qui prétend que « nous rêvons seulement au moment où le sommeil commence et au moment où il finit [2] », et nous conclurons avec le professeur Bernheim : « Le sommeil, qu'il soit artificiel ou spontané, n'est pas, je le répète, l'abolition des facultés intellectuelles; c'est un autre état que celui de la veille, état difficile à définir, dont l'étude reste encore à faire aux psychologues.... Des rêves multiples se succèdent chez les dormeurs, des suggestions multiples et diverses sont communiquées aux somnambules qui les réalisent instantanément.... Contentons-nous de savoir que, pendant notre

(1) Mais peut-on de ce minimum passer à l'anéantissement. Certains auteurs le croient : « Il serait fort naturel de penser, dit le professeur Dupuy, dans son *Etude psycho-physiologique sur le sommeil*, que dans le sommeil profond du soir, en particulier, tout exercice mental d'ordre supérieur ou inférieur, même la conscience la plus élémentaire puissent disparaître complètement pendant un certain temps. »

(2) MAUDSLEY, *Op. cit.*

sommeil le cerveau peut continuer à penser, à travailler ; il ne travaille pas à notre insu, nous en avons conscience, comme le somnambule a conscience de ce qu'il fait, seulement c'est un autre état de conscience, parce que l'activité nerveuse est autrement répartie qu'à l'état de veille, elle est concentrée sur une idée fixe ou sur les centres d'imagination et, au réveil, le souvenir s'est évaporé, comme s'est évaporé le souvenir des faits accomplis dans le sommeil provoqué.... Chez quelques-uns même, ce travail s'est accompli d'une façon visible, ce sont les dormeurs actifs ou somnambules (1). »

Nous allons maintenant donner un certain nombre d'observations d'hypermnésie dans le sommeil naturel.

Observation I (Maury).

« Jadis, le mot de Mussidan me vint soudain à l'esprit ; je savais bien alors que c'était le nom d'une ville de France, mais où était-elle située, je l'ignorais ; pour mieux dire, je l'avais oublié. Quelque temps après, je vis en songe un certain personnage qui me dit qu'il arrivait de Mussidan ; je lui demandai où se trouvait cette ville. Il me répondit que c'est un chef-lieu de canton du département de la Dordogne. Je me réveille à l'issue de ce rêve : c'était le matin ; le songe me restait parfaitement présent, mais j'étais dans le doute sur l'exactitude de ce qu'avait avancé mon personnage. Le nom de Mussidan s'offrait alors encore à mon esprit dans les conditions des jours précédents, c'est-à-dire sans que je susse où est placée la ville, ainsi dénommée. Je me hâte de consulter un dictionnaire géographique, et, à mon grand étonnement, je constate que l'interlocuteur de mon rêve savait mieux la géographie que moi, c'est-à-dire, bien entendu, que je m'étais rappelé en rêve un fait oublié à l'état de veille, et que j'avais mis dans la bouche d'autrui ce qui n'était qu'une mienne réminiscence (2). »

(1) Bernheim, *De la suggestion appliquée à la thérapeutique.*
(2) Maury, *Op. cit.*, p. 120.

OBSERVATION II (Maury).

Maury a revu en songe la ville de Rotterdam, qu'il avait visitée quelques mois avant, « et cela, dit-il, avec une clarté que jamais je n'eusse obtenue par une vive représentation intérieure et volontaire de cette curieuse ville. De même, j'ai reconnu dans une autre hallucination, un site des environs de Ratisbonne, où je m'étais trouvé en 1839, et que j'avais complètement oublié (1). »

OBSERVATION III (Maury).

M. F..., « dans son enfance avait visité les environs de Montbrison, où il avait été élevé. Vingt-cinq ans après, il fait un voyage en Forez, dans le but de parcourir le théâtre de ses premiers jeux et de revoir de vieux amis de son père, qu'il n'avait pas rencontrés depuis. La veille de son départ, il rêve qu'il est arrivé au terme de son voyage ; il est près de Montbrison, dans un certain lieu qu'il n'a jamais vu, et où il aperçoit un monsieur, dont les traits lui sont inconnus, et qui lui apprend qu'il est M. T... ; c'était un ami de son père, qu'il avait vu, en effet, dans son enfance, mais dont il se rappelait seulement le nom. Quelques jours après, M. F... arrive réellement à Montbrison. Quel n'est pas son étonnement de retrouver la localité vue par lui en songe et de rencontrer le même M. T..., qu'il reconnut, avant qu'il se nommât, pour la personne qui lui était apparue en rêve ! Ses traits seulement étaient un peu vieillis (2). »

OBSERVATION IV (Maury).

« Il y a deux années, j'eus, avec un de mes amis, un entretien sur les affaires d'Italie, et, divisés d'opinion, nous soutînmes de part et d'autre

(1) MAURY, *Op. cit.*, p. 70.
(2) MAURY, *Op. cit.*, p. 122.

notre manière de voir par des données empruntées à l'histoire. A quelques jours d'intervalle, je revis en songe mon ami; nous reprîmes la même conversation, et chacun développa une thèse identique, à l'aide des mêmes arguments. Evidemment, il n'y avait là qu'un rappel de souvenirs, et comme la première discussion m'était encore présente à l'esprit, aussi bien que mon rêve, je pus vérifier la complète conformité des deux dialogues : l'un réel et l'autre imaginaire (1). »

Observation V (Maury).

« J'avais, il y a maintenant dix-huit années, passé la soirée chez le peintre Paul Delaroche, et y avais entendu de gracieuses improvisions sur le piano d'un habile compositeur, M. Ambroise Thomas. Rentré chez moi, je me couchai et demeurai longtemps sans pouvoir m'endormir; à la fin, le sommeil me gagne, je clos les paupières, et voilà que j'entends, comme dans le lointain, plusieurs des jolis passages qu'avaient exécutés les doigts brillants de M. Ambroise Thomas. Notez que je ne suis pas musicien et ai la mémoire musicale peu développée. Je n'eusse certainement pu me rappeler à l'état de veille de si longs morceaux. Une autre fois, me rendant à l'île de Staffa, et étant étendu, les yeux fermés, sur le pont d'un steamer, j'entendis l'air qu'un aveugle avait joué près de moi la veille, sur son *bag-pipe* (2). »

Observation VI (Maury).

Maury voulant dire, en rêve, à quelqu'un : « Je suis venu vous voir hier », en se servant de la langue anglaise : I called for you yesterday », entendit son interlocuteur lui répondre : « Vous vous trompez, on dit « I called on you yesterday ». Le lendemain, Maury s'empressa de chercher dans une grammaire laquelle des deux formules était

(1) Maury, *Op. cit.*, p. 122.
(2) Maury, *Op. cit.*, p. 69.

correcte. Il put alors se convaincre que son personnage imaginaire du rêve avait eu raison (1).

Observation VII (Maury).

« J'ai passé mes premières années à Meaux et je me rendais souvent dans un village voisin, nommé Trilport, situé sur la Marne, où mon père construisait un pont. Une nuit, je me trouve en rêve transporté aux jours de mon enfance et jouant dans ce village de Trilport; j'aperçois, vêtu d'une sorte d'uniforme, un homme auquel j'adresse la parole, en lui demandant son nom. Il m'apprend qu'il s'appelle C..., qu'il est le garde du port, puis disparaît pour laisser la place à d'autres personnages. Je me réveille en sursaut avec le nom de C... dans la tête. Etait-ce là une pure imagination, ou y avait-il eu à Trilport un garde du port du nom de C... ? Je l'ignorais, n'ayant aucun souvenir d'un pareil nom. J'interroge, quelque temps après, une vieille domestique, jadis au service de mon père et qui me conduisait souvent à Trilport. Je lui demande si elle se rappelle un individu du nom de C..., et elle me répond aussitôt que c'était un garde du port de la Marne quand mon père construisait son pont. Très certainement je l'avais su comme elle, mais le souvenir s'en était effacé. Le rêve, en l'évoquant, m'avait comme révélé ce que j'ignorais (2). »

Observation VIII (Maury).

« Il m'arriva plusieurs jours de suite de voir dans mes rêves un certain monsieur à cravate blanche, à chapeau à larges bords, d'une physionomie particulière, et ayant dans sa tournure quelque chose d'un Anglo-Américain. Ce personnage m'était absolument inconnu ; je crus longtemps qu'il n'était qu'une pure création de l'imagination. Cependant, au bout de plusieurs mois, quel n'est pas mon étonnement de me trouver

(1) Maury, *Op. cit.*, p 69.
(2) Maury, *Op. cit*, p. 70.

face à face dans la rue avec mon monsieur! Même forme de chapeau, même cravate blanche, même redingote, même tournure raide et empesée. Je traversais en ce moment les boulevards, et, naturellement curieux de découvrir qui pouvait être cet acteur de mes rêves rendu tout à coup à la réalité, je le suivis jusqu'à la rue de Clichy ; mais le voyant continuer sa route jusqu'aux Batignolles, et craignant de trop m'écarter de ma direction je cessai de le suivre et revins au boulevard. Un mois après, je passais encore rue de Clichy, je l'aperçois de nouveau. Or, il est à noter que quelques années auparavant des occupations régulières me conduisaient, trois fois la semaine, dans cette rue: je ne doutai plus dès ce moment que je ne l'eusse alors rencontré ; son souvenir m'était resté gravé dans l'esprit à mon insu, et ravivé par une cause qui m'échappait de prime abord, ce souvenir avait fait intervenir dans mes rêves le personnage en question. Pour achever de m'expliquer son apparition dans les créations de mes nuits, je cherchais à démêler le motif auquel était dû ce rappel de vieux souvenirs, et le découvris sans beaucoup de difficultés. J'avais, plusieurs jours avant de rêver du monsieur, rencontré une dame qui avait causé longuement avec moi du temps où mes occupations de professeur m'amenaient trois fois par semaine rue de Clichy. C'était évidemment cette conversation qui avait provoqué l'intervention dans mes songes de l'inconnu en cravate blanche, et la preuve, c'est qu'aux rêves où il figurait s'étaient mêlées des circonstances se rapportant aux leçons que je donnais dans la rue en question. Cette rue avait à son tour évoqué bien des souvenirs effacés, au nombre desquels était la vue de mon personnage (1). »

Observation IX (Abercombrie).

« Un de mes amis, dit Abercombrie, employé dans une des principales banques de Glasgow, en qualité de caissier, était à son bureau, lorsqu'un individu se présenta, réclamant le payement d'une somme de six livres sterling. Il y avait plusieurs personnes avant lui qui attendaient leur tour; mais il était si bruyant et surtout si insupportable par son bégaye-

(1) Maury, *Op. cit.*, p. 124.

ment, qu'un des assistants pria le caissier de le payer pour qu'on en fût débarrassé. Celui-ci fit droit à sa demande, avec un geste d'impatience, et sans prendre note de cette affaire. A la fin de l'année, qui eut lieu huit ou neuf mois après, la balance des livres ne put être établie ; il s'y trouvait toujours une erreur de six livres. Mon ami passa inutilement plusieurs nuits et plusieurs jours à chercher ce déficit ; vaincu par la fatigue il revint chez lui, se mit au lit, et rêva qu'il était à son bureau, que le bègue se présentait, et bientôt tous les détails de cette affaire se retracèrent fidèlement à son esprit. Il se réveille, la pensée pleine de son rêve, et avec l'espérance qu'il allait découvrir ce qu'il cherchait si inutilement. Après avoir examiné ses livres, il reconnut, en effet, que cette somme n'avait point été portée sur son journal et qu'elle répondait exactement à l'erreur (1). »

Observation X (Abercombrie).

« M. R..., de Bowland, propriétaire dans la vallée de Gala, était poursuivi en justice pour une somme considérable d'argent, provenant des arrérages accumulés de dîmes, dues, prétendait-on, à une famille noble. M. R... était intimement convaincu que son père, d'après un usage particulier à la loi écossaise, avait racheté ces dîmes du titulaire, et qu'en conséquence la demande actuelle était sans fondement. Mais après des recherches minutieuses dans les papiers de la succession, dans les actes publics, et après une enquête fort longue parmi les personnes qui avaient été en rapport d'affaires avec son père, il ne put trouver aucune preuve en sa faveur. Le terme fatal étant près d'expirer, il se disposa à partir le lendemain pour Edimbourg, afin d'arranger son procès aux conditions les moins onéreuses possibles. Il alla se coucher dans cette disposition d'esprit ; à peine était-il endormi qu'il eut le songe suivant. Son père, mort depuis plusieurs années, lui apparut et lui demanda ce qui lui troublait ainsi la pensée. En rêve, on n'est point surpris des apparitions. M. R... lui fit connaître la cause de son inquiétude, ajoutant que le payement

(1) Cité par Brierre de Boismont, *Op. cit.*, p. 258.

d'une somme aussi considérable lui était d'autant plus désagréable qu'il avait la conviction qu'elle n'était pas due, quoi qu'il ne pût fournir aucune preuve à l'appui de son dire. Vous avez raison, mon fils, répondit l'ombre, j'ai payé ces dîmes pour lesquelles vous êtes poursuivi. Les papiers relatifs à cette transaction sont dans les mains de M***, avoué, qui maintenant n'exerce plus, et demeure à Inveresk, près d'Edimbourg; j'eus recours à lui dans cette circonstance quoi qu'il n'ait jamais été chargé de mes intérêts. Il est très possible que M*** ait oublié cette particularité, qui remonte à une date très ancienne; mais vous pourrez la lui rappeler en disant que lorsque je vins pour régler son compte, il s'éleva une difficulté sur le change d'une pièce d'or de Portugal, et que nous convînmes de boire la différence à la taverne.

» M. R... s'éveilla le matin, l'esprit empli de son rêve; il jugea convenable de se détourner de son chemin pour aller à Inveresk, au lieu de se rendre directement à Edimbourg. Arrivé dans cet endroit, il trouva la personne dont son père lui avait parlé : c'était un homme très avancé en âge. Sans dire un seul mot de son rêve, il lui demanda s'il avait connaissance de s'être chargé autrefois d'une affaire pour le compte de feu son père. Le vieux monsieur n'en avait point conservé le souvenir ; mais la circonstance de la pièce d'or lui remit tout en mémoire; il fit la recherche des papiers et les trouva de sorte que M. R... put porter à Edimbourg les documents nécessaires au gain du procès qu'il était sur le point de perdre (1). »

Observation XI (Résumée, Delbœuf).

C'était à la fin du mois de septembre 1862. Le soir, avant de me coucher, j'avais lu dans Brillat-Savarin son chapitre sur les rêves. D'après lui, le goût et l'odorat nous impressionnent rarement pendant le sommeil. Je ne méditai pas autrement sur la chose, je me mis au lit et m'endormis.

Vers trois heures du matin, je me vis dans ma cour pleine de neige et

(1) Cité par Brierre de Boismont, *Op. cit.*, p. 258 et suivantes.

deux malheureux lézards, les habitués de la maison, comme je les qualifiais dans mon rêve, gisaient engourdis à quelque distance de leur trou obstrué. Pourquoi avaient-ils quitté leur demeure? Je m'expliquai la chose ainsi: Il avait dû faire beau le matin; ils avaient mis le nez à la fenêtre et étaient sortis. Un orage (*sic*) de neige avait éclaté et coupé la retraite des deux imprudents. Je les réchauffai et les mis à l'entrée de leur cachette, après avoir semé, vers l'intérieur, quelques fragments d'un *Asplenium ruta muralis* qui croissait sur la muraille.

Tout le monde connaît cette plante que l'on nomme l'*Asplenium ruta muraria*. Je ne suis pas botaniste et ne connais le nom que de fort peu de plantes. Je ne connaissais pas celui-là. Or, à mon réveil, je l'avais noté avec un léger changement, comme on l'a vu. Je crus que mon imagination l'avait forgé. Après information, j'appris que le nom était réel. L'asplenium de mon rêve ne ressemblait d'ailleurs pas tout à fait à la plante ainsi nommée.

Les lézards de mon rêve raffolaient de cette plante, je le savais, et je vis avec plaisir mes deux protégés se glisser dans leur habitation. Je fus distrait par une espièglerie de mon ami V..., qui me lança de sa fenêtre un caillou qui faillit m'atteindre. Je grimpai le long de la muraille, l'enfermai dans une armoire et redescendis aussi légèrement que j'étais monté. Je retrouvai mes deux commensaux repus contemplant deux autres lézards qui se disputaient les débris de l'asplenium. D'où pouvaient venir les nouveaux venus? Je suivis leurs traces, et mon étonnement redoubla à la vue d'un cinquième lézard en route pour rejoindre les autres. Plus loin, un sixième, et jetant les yeux autour de moi dans la campagne,—nous sommes maintenant dans la campagne,—je la vis couverte de lézards, qui tous étaient attirés vers ce même centre d'attraction. Quel était le motif de cette émigration? Je revins près de l'asplenium, qui était cette fois au centre de la forêt, et je m'aperçus qu'il répandait une suave odeur. Je fis alors cette réflexion que, quoi qu'en dise Brillat-Savarin, on pouvait rêver d'odeurs.

Voilà mon rêve. On trouvera naturel, vu mes récréations favorites (1), que des lézards y apparaissent. La cour est bien celle de la maison. Je m'enquiers de la cause qui met en mouvement les autres lézards. Ceci

(1) L'auteur aime beaucoup les animaux.

est encore conforme à mes habitudes. De tous temps, je m'intéresse aux allées et venues des animaux. Enfin, je me rappelle la lecture de Brillat-Savarin et j'ai comme la conscience que je rêve. Cette façon de rêver que l'on rêve paraît assez extraordinaire; c'est une chose assez fréquente cependant, qui m'arrive aujourd'hui plus communément, depuis que je m'occupe du sommeil et que je tiens note de mes rêves.

Il y a un détail de mon rêve qui n'a laissé aucune trace dans mon souvenir. C'est celui qui a rapport à mon ami V.... Je n'ai pas d'ami qui ait une telle initiale.

Tout cela ne soulève aucune difficulté. Mais l'asplenium ruta muralis ou muraria est resté longtemps pour moi un problème insoluble. C'est un nom de plante que je ne pouvais pas avoir inventé. Notons en passant la substitution du mot muraria, barbarisme consacré par la science. Ceci est le fait du philologue.

Il y a seulement deux ans que j'ai eu le mot de l'énigme. En 1860, deux jeunes mariés de mes amis rapportaient de la Suisse un petit herbier-album. J'inscrivis, à côté du nom de chaque plante, celui de la famille et de la classe à laquelle elle appartient. Ce fut là tout; seize ans plus tard, à Bruxelles, me trouvant chez la personne à qui cet album avait été offert, mes regards tombent sur ce livre et je me mets à le feuilleter. Je reconnais l'écriture; elle évoque dans mes souvenirs la circonstance que j'avais perdue de vue et l'asplenium de mon rêve. Je retrouve, en effet, la fougère de ce nom dans l'herbier. Ainsi, ce mot étranger avait marqué dans mon cerveau une empreinte, si légère fût-elle, suffisante pour lui permettre de reparaître un jour à la surface de ma conscience.

Mais ce n'est pas tout. En novembre 1877, en feuilletant un des volumes du « Tour du Monde », ma vue est attirée tout à coup par une gravure, qui est la représentation exacte de la seconde partie de mon rêve : une forêt et des lézards en foule s'y précipitant.

La date du volume est la suivante : année 1861. C'est donc plus d'un an avant mon rêve que j'aurai lu le voyage au Brésil de M. Béard dont cette gravure fait partie. Je l'ai relu à cette occasion. Chose à noter encore, je crois sentir entre sa narration de l'émigration des lézards et la mienne une certaine ressemblance d'allure. « ... Tout en travaillant, je voyais des insectes, des lézards passer près de moi et se diriger du même côté... Tout ce mouvement ne me semblait pouvoir annoncer qu'un orage (on se rappelle que dans mon texte je me sers de l'expression orage de neige) et tout à coup je fus envahi par une légion de fourmis. Sur un immense espace, il n'y avait pas la moindre place où il fût sans péril de marcher... » L'explication du rêve est maintenant complète.

Observation XII (Personnelle).

Un de nos amis qui, à l'époque où il eut le rêve que nous allons raconter, habitait l'Algérie, avait quitté à l'âge de deux ans le coin de la Dordogne où il avait été mis en nourrice. Agé de quinze ans environ, c'est-à-dire treize ans après son départ de la Dordogne, il rêva une nuit d'un chemin sineux, situé dans une plaine, et richement ombragé par de gros noyers. Et, chose bizarre, il se voyait parcourant ce chemin porté par un homme. L'impression fut vive et laissa même notre ami inquiet. Cherchant à interpréter son rêve, il ne put que le rapporter à un souvenir de France d'après la nature même du paysage, mais il lui fut impossible de pousser plus loin ses investigations.

A quelque temps de là il quitta l'Algérie et revint dans la Dordogne. Quelle ne fut pas sa stupéfaction, un jour, dans une promenade, en revoyant son paysage de rêve ! Il avait la clef du mystère, en partie du moins. Il parla alors à son père nourricier qui lui raconta l'avoir plusieurs fois promené dans ses bras à l'ombre des noyers quand il le conduisait chez sa grand'mère habitant une propriété voisine.

Cette réviviscence, en rêve, d'un souvenir de la première enfance, et cela après treize ans de distance nous a semblé des plus curieuses et digne de prendre place à côté des observations classiques de Maury.

Observation XIII (James Sully).

« Une dame demeurait dans une maison de campagne. En se réveillant dans la nuit, elle eut une apparition : un homme à figure étrange, en costume moyen-âge, personnage nullement agréable et qui lui parut absolument inconnu. Le matin, en se levant, elle reconnut le modèle de cette image hallucinatoire dans un portrait suspendu au mur de sa chambre et qui avait dû faire impression sur son cerveau avant l'apparition, bien qu'elle n'y eût point fait attention. Chose bizarre, elle apprit alors pour la première fois que la maison où elle demeurait avait la réputation d'être hantée et hantée par ce même personnage, peu sympathique, qui avait troublé ses moments d'inter-somnolence. Le cas me paraît typique en ce qui concerne la genèse des fantômes et la réputation que peut avoir une maison d'être hantée (1). »

OBSERVATION XIV (Maury).

« Il y a quelques années, je voyais parfois au moment de m'endormir, quand mes yeux étaient déjà fermés, des lettres, des caractères, des mots se rattachant à mes recherches philologiques. Mais dès que je voulais fixer mon attention sur ces apparitions bizarres, tout disparaissait. Depuis, le phénomène s'est reproduit avec plus de fréquence et de vivacité. J'ai vu plusieurs fois des lignes entières de latin ou de français qui ont persisté assez longtemps pour que je les aie contemplées et que j'aie pu littéralement les relire. Ces jours-ci encore, comme je m'étais livré à des études sur la langue étrusque, j'ai vu au moment de m'endormir des mots écrits en caractères étrusques que j'ai lus pendant deux ou trois secondes, et peut-être davantage. Les lettres étaient fort distinctes, mais elles m'apparaissaient avec un brillant que des lettres réelles n'ont pas. Une autre nuit, j'ai vu, je pourrais dire j'ai lu ma signature au bas d'une page exactement telle que je l'écris. Ces hallucinations me fatiguent quelquefois extrêmement la vue, car les caractères m'apparaissent d'ordinaire très petits, comme microscopiques, ce qui a précisément lieu quand j'ai lu depuis quelques jours des écritures assez fines. Dans un rêve qui suivit, il y a quinze jours, ces hallucinations hypnagogiques, je me rappelle fort bien que j'ai parcouru les rayons d'une

(1) James SULLY, *Les Illusions des Sens et de l'Esprit*.

bibliothèque où j'ai trouvé différents livres latins dont je lisais les titres et l'un de ces titres m'embarrassa fort. Enfin une fois, avant de m'endormir, j'ai vu ma main et fort distinctement ma figure (1). »

Nous ajouterons enfin une dernière observation à celles qu'on vient de lire. Cette observation est personnelle et nous la transcrivons telle que nous l'avons trouvé dans nos notes, écrite le lendemain de notre rêve au mois d'août dernier.

OBSERVATION XV (Auto-observation).

« De garde hier à l'hôpital militaire Saint-Nicolas de Bordeaux je me suis couché vers dix heures, assez fatigué d'une longue journée de recherches sur l'hypermnésie. Après avoir lu le journal quelques instants, je m'endors d'un profond sommeil avec toutefois la crainte qu'on ne vienne m'éveiller pour un malade. J'ignore à quelle heure de la nuit je fis le rêve suivant : il me sembla réciter une assez longue histoire et ceci sans aucun effort, les phrases s'enchaînant et coulant aussi bien que si j'avais débité une pièce de vers des mieux sues. Ce récit fini je réfléchis quelques instants, me demandant où je l'avais lu. Brusquement alors je me rappelai que c'était là une œuvre personnelle écrite jadis en cachette pendant une étude du soir au lycée. « Le fait est curieux, me dis-je dans mon rêve, et si les phrases du récit que je viens de faire sont identiques à celles que j'ai écrites autrefois, ce sera là un beau cas d'hypermnésie à citer dans mon travail ». A partir de ce moment je n'ai plus souvenir de rien. »

Le matin nous avons cherché en vain à nous rappeler un seul mot du récit de la nuit et en nous rémémorant nos quelques œuvres de rhétoricien en rupture de banc il nous a été impossible de savoir à laquelle nous avions rêvé. Aussi nous citons le fait sous toutes réserves : nous avons pu être le

(1) MAURY, Discussion sur le Somnambulisme à la Société médico-psychologique.

jouet d'une illusion. Mais si vraiment nous avons en entier répété après plusieurs années un morceau écrit par nous dont le titre même avait disparu de notre mémoire, il y a là un fait véritable et très intéressant d'hypermnésie avec élévation du ton de la mémoire.

L'explication de tous ces faits que nous venons de citer nous semble facile : ces reviviscences de souvenirs oubliés ne sont que le résultat de l'automatisme de la mémoire durant le sommeil. Cet automatisme, en effet, règne en maître dans les rêves, mais il ne faudrait pas croire qu'il soit absolu. Nous n'avons qu'à nous rappeler que c'est dans un rêve que fut composé par Coleridge « son splendide fragment du *Kubla-Khan* » qui lui fut suggéré par une lecture faite avant de s'endormir. C'est pendant le cours d'un rêve également que Tartini acheva la célèbre *Sonate du Diable;* il crut l'entendre jouer sur un violon par le diable, celui-ci lui ayant au préalable demandé son âme en échange de l'achèvement de la sonate. Voltaire s'imagina avoir rêvé le premier chant de *la Henriade* autrement qu'il ne l'avait composé. Burdach, enfin, fit en rêve une découverte scientifique.

L'automatisme domine donc, mais en présence des quelques faits que nous venons de rapporter et auxquels nous pourrions en ajouter bien d'autres, nous admettrons avec le professeur Dupuy, de Bordeaux, qu'il peut y avoir dans les rêves une faible survivance de notre personnalité. Et certaines personnes, douées d'une volonté assez forte, peuvent avant de s'endormir s'auto-suggestionner pour donner à leurs rêves le tour qu'elles désirent. Elles impriment ainsi une direction voulue à l'automatisme de leurs rêves. Cet automatisme, du reste, prend souvent pour point de départ, les idées qui nous ont le plus préoccupé à l'état de veille. C'est grâce à ce mécanisme que se fait la reviviscence. « Walter Scott dit que maintes fois il s'est couché après avoir vainement cherché un passage, une idée, et que le lendemain le passage et l'idée se présentaient à son réveil.

Enfin, il n'est personne qui n'ait formé le projet de partir à telle ou telle heure de la nuit et qui ne se soit réveillé à l'heure dite (1). »

Mais durant le rêve, nous croyons qu'il se produit surtout de l'hypermnésie sensorielle de préférence à de l'hypermnésie purement intellectuelle : « Une personne qui, pour raison de santé, s'abstient complètement de vin depuis plusieurs annés, m'affirme en avoir senti très nettement la saveur au cours d'un rêve (2) ». Nous avons souvenir d'avoir lu quelque part l'observation d'une femme qui, ayant subi une grave opération sans douleur à l'état hypnotique, la revivait en rêve et souffrait horriblement. On pourrait trouver de nombreux exemples d'hypermnésies affectives se produisant pendant le sommeil naturel; mais ces faits ne sont pas curieux, étranges, comme les cas d'hypermnésie intellectuelle. Du reste, chacun n'a qu'à faire appel à ses propres souvenirs pour se rémémorer toutes les souffrances vécues en rêve et plus rarement les plaisirs retrouvés. La cause de la fréquence de l'hypermnésie affective dans le rêve est pour nous l'origine sensorielle de ces rêves. Cette origine, aujourd'hui admise, explique très bien comment une douleur d'estomac, une crampe dans une jambe, une piqûre d'insecte peuvent plutôt évoquer des souvenirs se rapportant à la vie affective, et cela par analogie, que faire surgir du fond de la mémoire des faits d'intelligence proprement dite.

Quoi qu'il en soit, affectifs ou intellectuels, ce sont la plupart du temps des souvenirs surtout lointains qui forment nos rêves. Ainsi que nous le faisait remarquer un de nos amis, celui-là même qui nous a fourni l'observation inédite qu'on a pu lire plus haut, les écrivains ont si implicitement compris cette importance de l'hypermnésie dans le rêve, que pour rendre vraisemblable un récit de songe, ils le construisent toujours avec des faits lointains, des souvenirs

(1) Brierre de Boismont, *Op. cit.*, p. 257.

(2) Ribot, *Recherches sur la mémoire affective.*

d'enfance. L'espace nous manque pour en citer des exemples, mais toute personne au courant de la littérature contemporaine pourra vérifier la justesse de cette assertion.

Dans le rêve, il peut se produire enfin des illusions de la mémoire semblables à celles que nous avons étudiées au chapitre précédent. En voici un curieux exemple rapporté par Maury : « M. P..., sous-bibliothécaire au Corps législatif, m'a assuré avoir vu en songe la femme qu'il épousa par la suite, et cependant elle lui était alors inconnue, ou du moins, il croit qu'il ne l'avait jamais vue réellement [1] ». Plusieurs hypothèses peuvent être faites pour expliquer ce phénomène, que beaucoup ont pu, du reste, constater :

1° M. P... avait déjà vu réellement la femme qu'il a épousée plus tard ;

2° En voyant la femme qu'on lui destinait, le souvenir d'un rêve, dans lequel il avait vu une personne ayant quelque ressemblance avec celle-ci, lui est revenu d'où illusion du *déjà vu* ;

3° M. P... a pu rêver qu'il avait rêvé et prendre ensuite son rêve pour une réalité, ce qui arrive parfois, ainsi que nous le verrons plus loin.

Nous trouvons dans un livre célèbre de M. Pierre Loti une curieuse description de ces illusions du *déjà vu* pendant le rêve. Le récit de cet auteur nous a tellement semblé rendre, quoi qu'il en dise, les impressions, à la fois si vagues et si précises des songes, que nous ne pouvons résister au plaisir de transcrire en partie le magnifique morceau de littérature qu'on va lire :

« Je voudrais connaître une langue à part, dans laquelle pourraient s'écrire les visions de mes sommeils. Quand j'essaie avec les mots ordinaires, je n'arrive qu'à construire une sorte de récit gauche et lourd, à travers lequel ceux qui me lisent ne doivent assurément rien voir ; moi

(1) MAURY, *Op. cit.*, p. 129.

seul, je puis distinguer encore, derrière l'*à peu près* de ces mots accumulés, l'insondable abîme...

» La vision dont je vais parler n'a peut-être pas eu, comme durée réelle, plus de quelques secondes, car elle m'a paru à moi-même fort courte.

« La première image s'est éclairée en deux ou trois fois, par saccades légères, comme si, derrière un transparent, on remontait par petites secousses la flamme d'une lampe.

» D'abord une lueur indécise, de forme allongée, attirant l'attention de mon esprit au sortir du plein sommeil, de la nuit et du non-être.

» Puis la lueur devient une traînée de soleil, entrant par une fenêtre ouverte et s'étalant sur un plancher. En même temps, mon attention, plus excitée, s'inquiète tout à coup; vague ressouvenir de je ne sais quoi, pressentiment rapide comme l'éclair de quelque chose qui va me remuer jusqu'au fond de l'âme.

» Cela se précise : c'est le rayon d'un soleil du soir, venant d'un jardin sur lequel cette fenêtre donne; — jardin exotique où, sans les avoir vus, je sais qu'il y a des manguiers. Dans cette traînée lumineuse sur le plancher, l'ombre d'une plante, qui est dehors, se découpe et tremble doucement, — l'ombre d'un bananier...

» Et maintenant les parties relativement obscures s'éclairent; — dans la pénombre, les objets se dessinent, — et je vois tout, avec un inexprimable frisson !

» Rien que de très simple pourtant, un petit appartement dans quelque maison coloniale, aux murs de bois, aux chaises de paille. Sur une console, une petite pendule du temps de Louis XV, dont le balancier tinte imperceptiblement. Mais j'ai déjà vu tout cela et j'ai conscience de l'impossibilité où je suis de me rappeler où, et je m'agite avec angoisse derrière cette sorte de voile ténébreux qui est tendu à un point donné dans ma mémoire, arrêtant les regards que je voudrais plonger au delà, dans je ne sais quel recul plus profond.

» C'est bien le soir, c'est bien la lueur dorée d'un soleil qui va s'éteindre, — et les aiguilles de la pendule Louis XV marquent six heures... Six heures de quel jour à jamais perdu dans le gouffre éternel? de quel jour, de quelle année lointaine et disparue ?

» Ces chaises ont aussi un air ancien. Dans l'une d'elles est posé un large chapeau de femme, en paille blanche, d'une forme démodée depuis plus de cent ans. Mes yeux s'y arrêtent et alors l'indicible frisson me secoue plus fort... La lumière baisse, baisse; maintenant, c'est à peine l'éclairage trouble des rêves ordinaires... Je ne comprends pas, je ne sais pas, — mais, malgré tout, je sens que j'ai été au courant des choses de cette maison et de la vie qui s'y mène, — cette vie plus mélancolique et plus exilée des colonies d'autrefois, alors que les distances étaient plus grandes et les mers plus inconnues.

» Et tandis que je regarde ce chapeau de femme, qui s'efface peu à peu, comme tout ce qui est là, dans des gris crépusculaires, cette réflexion me vient, faite en ma tête par un autre que moi-même : « Alors, c'est qu'*elle* est rentrée ».

» — En effet, ELLE apparait. *Elle,* derrière moi sans que je l'aie entendue venir; *elle,* restant dans la partie obscure, dans le fond de l'appartement où ce reflet de soleil n'arrive pas; *elle,* très vague comme une esquisse tracée en couleurs mortes sur de l'ombre grise.....

» Dire que je la reconnaissais serait une expression bien banale et bien faible; il y avait beaucoup plus, tout mon être s'élançait vers elle, avec une force profonde et comme enchaînée, pour la ressaisir; et ce mouvement avait je ne sais quoi de sourd, d'affreusement étouffé, comme l'effort impossible de quelqu'un qui chercherait à reprendre son propre souffle et sa propre vie, après des années et des années passées sous le couvercle d'un sépulcre.....

. . . .

» Je dormis longtemps après ce rêve, — une heure, deux heures, je ne sais ; au réveil, au retour des pensées, dès qu'un premier souvenir m'en revint, j'éprouvai cette sorte de commotion intérieure qui fait faire un sursaut et ouvrir tout grands les yeux... Dans ma mémoire, je retrouvai d'abord la vision à son moment le plus intense, celui où tout à coup j'avais songé à elle, en reconnaissant son grand chapeau jeté sur cette chaise, et où, derrière moi, *elle* avait paru..... Où donc avais-je *vu* et *aimé* tout cela ? Je cherchai rapidement dans mon passé avec une sorte d'inquiétude, d'anxieuse tristesse, *me croyant sûr de trouver.* Mais non, rien, nulle part; dans ma propre vie, rien de pareil...

» La tête humaine est remplie de souvenirs innombrables, entassés pêle-mêle, comme des fils d'écheveaux brouillés; il y en a des milliers et des milliers serrés dans les recoins obscurs d'où ils ne sortiront jamais; la main mystérieuse qui les agite et les retourne va quelquefois prendre les plus ténus et les plus insaisissables pour les amener un instant en lumière, pendant ces calmes qui précèdent ou suivent les sommeils. Celui que je viens de raconter ne reparaîtra certainement jamais, et reparaîtrait-il même, une autre nuit, que je n'en apprendrais pas davantage au sujet de cette femme et de ce lieu d'exil, parce que, dans ma tête, il n'y a sans doute rien de plus qui les concerne; c'est le dernier fragment d'un fil brisé, qui doit finir là où s'est arrêté mon rêve; le commencement et la suite *n'existaient que dans d'autres cerveaux* depuis longtemps retournés à la poussière.

» Parmi mes ascendants, j'ai eu des marins dont la vie et les aventures ne me sont qu'imparfaitement connues; et il y a certainement, je ne sais où, dans quelque petit cimetière des colonies, de vieux ossements qui sont les restes de la jeune femme au grand chapeau de paille et aux boucles noires; le charme que ses yeux avaient exercé sur un de ces ancêtres inconnus a été assez puissant pour jeter un dernier reflet mystérieux jusqu'à moi; j'ai songé à elle tout un jour... et avec une mélancolie si étrange (1). »

Un de nos amis nous signale enfin le fait suivant. Une nuit il entend en rêve un air de musique dont il se croit ensuite l'auteur. A quelque temps de là, quel n'est pas son étonnement en retrouvant cet air dans un opéra connu qu'il était allé voir jouer. Il se renseigna et apprit de sa mère que, tout enfant, on l'avait mené au théâtre un jour où, précisément, on donnait cet opéra. Ici il y a eu pure réminiscence.

La conclusion générale des faits que nous venons d'exposer est la suivante : la mémoire d'évocation s'exalte pendant le rêve produisant ainsi tantôt des hypermnésies, tantôt des illusions du « déjà vu », des réminiscences, etc., etc. Mais que devient la mémoire de fixation ? Elle est plutôt affaiblie, ce qui est heureux, car autrement nous aurions l'esprit

(1) Pierre Loti, « Rêve », *Le Livre de la Pitié et de la Mort.*

encombré des fantaisies imaginées en rêve. Ce que nous venons de dire est peut-être davantage une manière commode de s'exprimer, que l'expression exacte de la vérité ! Est-il bien vrai, en effet, que la mémoire de fixation soit affaiblie ? Est-ce qu'un phénomène psychique nouveau, par cela-même qu'il se passe dans la conscience, c'est-à-dire en nous, peut s'oublier ? Il serait peut-être plus juste de dire que l'évocation du souvenir des songes est, à l'état de veille, très difficile : elle se fait toujours par analogie et seulement si l'esprit retombe, par les hasards de la perception extérieure, sur un des objets qui nous ont occupé en songe. De plus, des songes oubliés peuvent revenir à la conscience dans un autre rêve, dans un état second, dans une période d'excitation due à un toxique intellectuel, etc. On voit quelle chaîne étrange rattache ces différents états, surtout si nous avons affaire à un de ces malades possesseurs de deux ou trois personnalités. Mais l'homme normal lui-même, avec ses impressions de veille et de sommeil, forme un ensemble curieux : « Considérez, dit Kant cité par Fouillée, le cerveau d'un homme, par exemple d'un savant, avec tous ses souvenirs ; une puissance supérieure n'aurait qu'à dire : « Que la lumière soit ! » aussitôt un monde paraîtrait à ses yeux (1) ». Et souvent la reconnaissance se faisant mal, un rêve oublié revenant à propos d'une sensation analogue (hypermnésie), nous ne savons si nous avons affaire à un fait réel ou à un souvenir de rêve. Est-ce vrai, dit-on souvent, ou l'ai-je rêvé ? Personnellement, et beaucoup à coup sûr sont dans notre cas, nous possédons un certain nombre de souvenirs dont nous n'avons jamais pu retrouver l'origine : veille ou sommeil, rêve ou réalité ? « La mémoire, comme dit Fouillée, a donc ses spectres et ses revenants, qui lui viennent du monde vaporeux des songes (2). »

Et, malheureusement, nous n'avons point de critérium

(1) Fouillée, *La Mémoire et la Reconnaissance des souvenirs.*

(2) Fouillée, *Op. cit.*

pour distinguer le souvenir d'un fait réel de celui d'un fait rêvé. « J'ai à l'appui de cette proposition, écrit-on à M. Delbœuf, un fait personnel très précis. J'ai, depuis mon enfance, un souvenir très vif d'un paysage (confluent de deux rivières avec une île boisée au milieu) que je reconnaîtrais demain si je me trouvais devant, comme je reconnaîtrais n'importe lequel des paysages qui m'ont frappé dans mes voyages. J'avais ce souvenir au moins depuis deux ou trois ans quand je m'avisai de rechercher à quel endroit il s'appliquait; je n'ai pu le retrouver, mes parents ont fini par me dire que je l'avais rêvé. Tout en admettant la possibilité du fait, je n'avouerais la chose que si j'avais pu explorer méthodiquement tous les pays où j'ai pu passer avant douze ans, ce qui serait très long, car mon père m'emmenait souvent en voyage ou en excursion; bref, je suis resté dans le doute le plus complet (1). »

Il y aurait encore beaucoup à dire sur les illusions de la mémoire dans le sommeil et sur l'influence incontestable des songes dans la vie réelle, mais nous sommes forcé de nous limiter. Nous arrivons maintenant au somnambulisme naturel qui nous servira de transition entre le rêve et l'état hypnotique provoqué. Le somnambule est celui qui met son rêve en action et le joue; l'homme le plus sain d'esprit a été ou sera, quelques instants d'une nuit agitée, plus ou moins somnambule. La mémoire est au plus haut point excitée dans le somnambulisme : un de nos camarades de lycée, il y a une dizaine d'années, était célèbre par son habitude de réciter la nuit ce qu'il avait appris durant la journée et cela surtout aux approches des compositions, ce funeste stimulant des ambitions enfantines. Un de ses concurrents prétendait plaisamment qu'il ne préparait jamais ses leçons qu'en entendant réciter notre somnambule. Aux approches d'une composition de physique, un autre élève repassa en rêve, et à voix haute, les matières du programme et cela au moment

(1) Delbœuf, *Op. cit.*

même où le somnambule habituel se mettait lui aussi à l'œuvre. Nul de nous, je pense, n'a oublié cette scène si comique où il fut notoirement question d'hydrostatique, de pompes aspirantes et foulantes et qui réveilla presque tous les élèves du dortoir.

Nous relevons, dans un article de Maury, le fait suivant : « Un médecin italien, Pezzi, rapporte que son neveu, sujet à des accès de somnambulisme, avait un jour cherché à se rappeler un passage d'un discours sur l'enthousiasme dans les beaux-arts. Ses efforts avaient été impuissants; tombé dans un accès, non seulement il retrouva le passage tant cherché, mais il cita le volume, la page et l'alinéa (1) ». On trouve encore, dans Maury, le curieux exemple emprunté à l'« Human Physiology » de Robley Duglison, dans lequel il s'agit « d'une jeune fille somnambule qui, éveillée, paraissait ne pas posséder la moindre notion d'astronomie, et qui, durant son sommeil, expliqua assez exactement la cause du retour périodique des saisons ». Maury, dans une discussion sur le somnambulisme à la Société médico-psychologique, a montré l'importance capitale de la mémoire dans cet état. Il cite le cas d'un somnambule qui, se levant la nuit, parcourait les appartements sans jamais se heurter aux meubles et cela sans voir. Pour prouver que c'était bien la mémoire seule qui le guidait, on changea les meubles de place; le jeune homme donnant contre, se fit mal et s'éveilla.

Nous ne multiplierons pas davantage les exemples et nous conclurons avec M. Laurent : « 1° Que l'étendue de la mémoire du rêveur est beaucoup plus grande que celle de l'homme éveillé, puisqu'il peut se souvenir de toutes les impressions conscientes et inconscientes de l'état de veille, aussi bien que des faits accomplis pendant le somnambulisme et les autres états seconds, s'il les a jamais présentés.

» 2° Que, comme dans les autres états seconds, il y a intensité plus grande de la mémoire.

(1) Maury, *Le Somnambulisme naturel et l'Hypnotisme.*

» 3° Que la modalité de la mémoire peut changer (exemple de Maury devenant auditif en rêve, observation V [1]).

Nous arrivons maintenant à l'hypnotisme. Avant d'entrer dans l'étude même de l'exaltation de la mémoire dans cet état, il importe de rappeler les lois primordiales, établies par l'Ecole de la Salpêtrière, qui régissent le fonctionnement de la mémoire dans l'hypnose. Les voici nettement formulées par notre maître, le professeur Pitres :

Proposition a). *Les personnes hypnotisées se rappellent, pendant le sommeil hypnotique, tout ce qu'elles ont appris à l'état de veille.*

Proposition b). *Elles ne conservent, après le réveil, aucun souvenir de ce qu'elles ont fait ou appris pendant qu'elles étaient en état de sommeil hypnotique.*

Proposition c). *Endormies de nouveau, elles se souviennent de tout ce qu'elles ont appris à l'état de veille et dans les états hypnotiques antérieurs* ([2]).

La seconde loi (proposition b) souffre des exceptions. On peut, en effet, quelquefois, en mettant sur la voie le sujet qu'on vient de réveiller, lui faire retrouver certains souvenirs de l'état d'hypnose. En provoquant une hallucination sensorielle et en réveillant immédiatement le sujet, le souvenir de l'image suggérée peut encore persister quelques instants.

Ces prémisses étant posées, constatons d'abord que la mémoire d'évocation est plus riche dans le somnambulisme provoqué que dans l'état normal, puisqu'on peut rappeler les souvenirs : 1° de l'état normal, 2° des états antérieurs d'hypnose, ce que nous exprimons dans le schéma suivant, dans lequel la mémoire à l'état d'hypnose étant représentée par un grand cercle; nous enfermons dans ce cercle ceux plus

([1]) Laurent, *Des Etats seconds*.

([2]) Pitres, *Leçons cliniques sur l'Hystérie*, t. II, p. 193.

petits représentant l'expérience des états hypnotiques anciens et de l'état de veille; nous pourrions encore faire rentrer dans le cercle H un cinquième petit cercle exprimant ce qui s'évoque dans l'hypnose des rêves du sommeil normal.

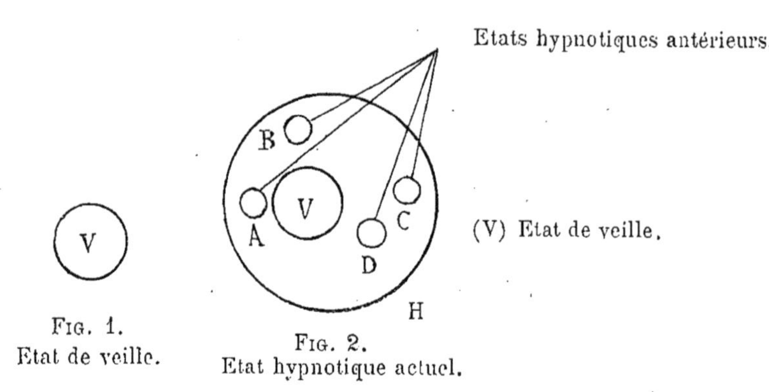

Fig. 1.
Etat de veille.

Fig. 2.
Etat hypnotique actuel.

Mais on sait que, si la suggestion intervient, on peut profondément modifier les lois que nous venons d'exposer, ce que nous exprimerons par un nouveau schéma :

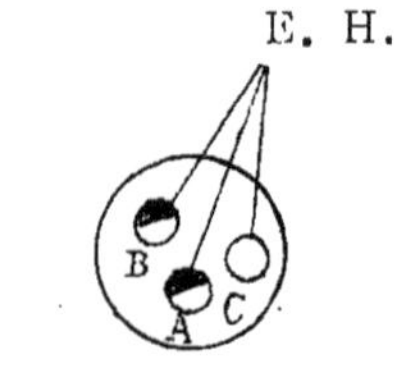

Fig. 3. — Etat de veille.

Le cercle de la figure 3 représente la mémoire à l'état de veille, le sujet ayant gardé tout ou partie des souvenirs des états d'hypnose grâce à la suggestion. Par les cercles A, B mi-noirs, mi-blancs, nous exprimons que le sujet n'a gardé qu'une partie des souvenirs de ces états d'hypnose A, B, tandis qu'il a le souvenir intact de l'état C grâce toujours à la suggestion.

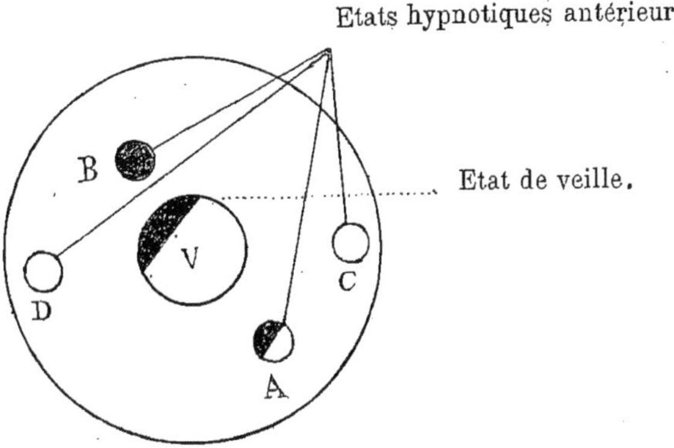

FIG. 4. — Etat d'hypnose actuel.

Ici (fig. 4), dans l'état d'hypnose, toujours à cause de la suggestion, le sujet a perdu une partie des souvenirs de l'état de veille V, une partie des souvenirs de l'état second A antérieur, complètement ceux de l'état B et conservé intégralement ceux des états C et D.

Ces considérations générales étant exposées, nous allons maintenant étudier dans l'hypnotisme la mémoire de fixation et celle d'évocation, chercher si elles sont exaltées et enfin ce que peut faire d'elles la suggestion.

D'après les expériences de Cesare Lombroso, la mémoire de fixation semble être augmentée par l'hypnose; il a pu en effet faire répéter, avec une seule erreur, six nombres sur douze prononcés devant un sujet, une demi-heure auparavant. Ce même sujet, qui ignorait l'allemand, put retracer l'image d'une ligne écrite en caractères gothiques une demi-heure après l'avoir regardée et cela avec seulement trois erreurs sur soixante lettres. Enfin, ce sujet put encore, le livre d'allemand ayant été fermé, retrouver la ligne qu'il avait précédemment reproduite. M. Pitres, qui rapporte les expériences de Lombroso et qui, du reste, les a refaites un grand nombre de fois, croit avec juste raison, que la plupart du temps il s'y est glissé des phénomènes de suggestion qui enlèvent toute valeur aux conclusions du savant italien.

Nous avons nous-même, sur une hystérique, Mme G..., bien connue dans le service du professeur Pitres, tenté des expériences de ce genre. Nous avons réussi, et cela assez facilement, à faire apprendre à Mme G... la liste des douze paires de nerfs craniens. Malgré la bizarrerie des noms, Mme G..., plus d'une année après, répétait assez bien la série, depuis l'olfactif jusqu'au grand hypoglosse. Nul doute pour nous que la fixation de ces noms dans sa mémoire n'ait été aidée par le sommeil hypnotique, mais nous ne nous portons point garant de n'avoir pas involontairement agi par suggestion sur l'esprit de notre malade.

« Nous avons souvent, M. Dichas et moi, dit le professeur Pitres, fait apprendre par cœur à des malades, à l'état de veille et à l'état hypnotique, des fragments de poésie, et il nous a semblé qu'il n'y avait pas de différences appréciables dans l'intensité de la fixation des souvenirs chez les mêmes sujets éveillés ou endormis : ils apprenaient aussi bien ou aussi mal leur leçon dans l'un ou l'autre état. »

Ces conclusions sont aussi celles de M. Dichas dans son « Etude de la Mémoire dans ses rapports avec le sommeil hypnotique »; mais si nous faisons maintenant intervenir la suggestion, que va-t-il se produire? La réponse est facile : nous aurons de l'exaltation de la fixation des impressions, de *l'hyperfixation* si l'on veut bien nous permettre le mot. C'est en effet par cette exaltation partielle que MM. Pitres et Dichas expliquent les célèbres expériences de MM. Binet et Féré, que nous allons rapporter : « Si par suggestion on fait apparaître un portrait sur une plaque de carton dont les deux faces offrent une apparence tout à fait identique, l'image sera toujours vue sur la même face du carton, et, quel que soit le sens dans lequel on le lui présente, l'hypnotique saura toujours placer les faces et les bords dans la position qu'ils occupaient au moment de la suggestion, de telle façon que l'image ne soit ni renversée, ni même inclinée.

Si on renverse le carton suivant ses faces, le portrait n'est plus vu. Si on le renverse suivant ses bords, le portrait est vu la tête en bas, etc...

» Sur une feuille de papier blanc, nous plaçons une carte également blanche ; avec une pointe mousse, mais sans toucher le papier, nous suivons le contour du carton en suggérant l'idée d'une ligne tracée en noir. Quand le sujet est réveillé, nous lui demandons de plier le papier suivant ces lignes fictives; il tient le papier à la distance où il était au moment de la suggestion, et il le plie en formant un rectangle exactement superposable à la carte (1). »

Charcot suggérait à une hypnotisée la présence d'un portrait sur une carte de visite. Mêlant ensuite cette carte avec une douzaine d'autres identiques, il les donnait au sujet réveillé qui, sur sa prière, parcourait les cartes d'un air surpris. Puis, apercevant la carte au portrait, il s'arrêtait étonné de trouver là le portrait d'une personne connue. Le sujet a dans ces différents cas associé l'image suggérée à un détail qui passerait inaperçu de nous et qui suffit à lui faire retrouver la carte. Ce qui prouve bien qu'il y a hallucination, c'est-à-dire extériorisation de l'image, c'est que, si l'on approche ou si l'on éloigne la carte, on modifie le portrait suivant l'acuité visuelle du sujet. Puis en second lieu, ce qui démontre que le sujet a bien fixé un détail infime visible de près seulement, c'est qu'en tenant la carte à deux mètres de ses yeux, celui-ci voit tout en blanc alors qu'à cette distance une photographie véritable paraîtrait grise. Enfin pour que le portrait soit vu nettement, il est nécessaire de rapprocher la carte davantage que pour une image réelle. « Cette particularité, disent les auteurs que nous venons de citer, s'explique très bien avec la supposition que l'image hallucinatoire est évoquée par la vision des points de repère, et que ces points ne sont visibles qu'à une courte distance. De même si on place une feuille de papier de soie sur le carton, le malade

(1) Binet et Féré, *Magnétisme animal*, p. 106 et suivantes.

ne voit pas le portrait à travers. En faisant regarder le carton avec une lorgnette, on permet à la malade de reconnaître son hallucination à une distance où elle ne la perçoit pas à l'œil nu. Cette dernière expérience, qui a l'air paradoxal, comporte la même interprétation que la précédente. En somme, sans aller au fond des choses, on peut résumer tout ce qui précède dans une formule unique : l'objet imaginaire, qui figure dans l'hallucination, est perçu dans les mêmes conditions que s'il était réel (1). »

Pour nous les expériences que nous venons de citer permettent de formuler les déductions suivantes :

1° La suggestion a donné une hallucination dont tous les détails sont pris *uniquement* dans la mémoire ;

2° Elle a augmenté l'acuité de perception du sujet en lui permettant de voir des détails infimes invisibles pour une personne normale;

3° Elle a augmenté la puissance de fixation de la mémoire qui a pu fixer des images visuelles difficiles à enregistrer;

4° L'association du ou des points de repère à l'image hallucinatoire est subconsciente : il semble qu'il y ait même là un dédoublement de la personnalité.

Nous ne pouvons savoir, avant de nouvelles expériences, si le sujet fixe un seul point de repère ou un grand nombre. Toutefois M. Pitres a remarqué que plus le carton est régulièrement glacé moins brillante est l'expérience.

Comme conclusions générales nous dirons que la mémoire de fixation ne semble pas exagérée dans l'hypnose mais qu'avec la suggestion on peut produire une excitation partielle à l'aide d'une hallucination.

Si la mémoire de fixation n'est pas exagérée dans l'hypnose il n'en est pas de même de la mémoire d'évocation. Toutefois cette exagération de la mémoire d'évocation ne semble pas se montrer dans des expériences directes : « Nous nous sommes fait raconter, dit M. Pitres, avant et pendant le

(1) Binet et Féré, *Op. cit.*, p. 106 et suivantes.

sommeil hypnotique des épisodes saillants de la vie des malades que nous observions, et nous n'avons pas constaté que les détails du récit fussent plus précis ou plus circonstanciés dans l'état de sommeil qu'à l'état de veille ». Si l'hypermnésie n'est pas la règle, elle est au moins fréquente, et quelques autres expérimentateurs l'ont observée. Braid d'abord « affirme avoir eu des sujets très intelligents qui se rappelaient avec une exactitude minutieuse ce qui s'était passé six années auparavant, durant leur sommeil, et qui en faisaient le récit toutes les fois qu'on les hypnotisait, tandis qu'ils n'en avaient aucun souvenir quand ils étaient éveillés (1). »

Nous trouvons encore une curieuse observation d'hypermnésie, que vient de nous signaler M. Pitres, dans l'ouvrage de Deleuze sur le magnétisme animal ; parlant d'un de ses sujets, Deleuze dit : « Il avait passé deux ans à Candie. Un jour que je lui parlais de ce pays, il me dit qu'il en avait oublié la langue, mais que si dans ce moment il se trouvait avec quelqu'un qui la sût, il s'en souviendrait et la parlerait avec plaisir. Je ne pouvais le vérifier ; mais je lui demandai s'il se souvenait des livres qu'il avait lus ; il me répondit qu'il se souvenait de ceux qui l'avaient affecté ; qu'étant à Candie il avait lu un livre bien triste, et qui lui faisait impression. Je lui demandai ce que c'était ; il m'a répondu qu'il n'en savait pas le titre. Je lui demandai s'il pourrait m'en citer quelque chose ; tant que vous voudrez, me répondit-il, et il se mit à réciter la « Nuit de Narcisse », d'Young, précisément comme s'il la lisait.

» Je suis bien sûr qu'étant éveillé il ne savait pas les Nuits d'Young par cœur. Je crois même que personne ne les sait en prose française, et d'ailleurs il ne faisait de la littérature qu'un amusement.

» Je cite ce fait comme très remarquable, ajoute Deleuze, parce qu'il prouve que dans l'état de somnambulisme les

(1) Taine, *Op. cit.* t. I, p. 156.

sensations dont on a été affecté pendant la veille se retracent dans toute leur vivacité. Mon somnambule relisait pour ainsi dire la « Nuit de Narcisse ». Le lendemain je m'assurai qu'il m'avait récité deux pages, et je ne crois pas qu'il eût changé un mot (1). »

L'observation suivante, qui appartient à Beaunis, est beaucoup plus connue : « Mlle A. E... avait, au début du traitement par l'hypnotisation, une répugnance invincible pour certains aliments, en particulier pour la viande et le vin. Il m'est arrivé plusieurs fois, pour m'assurer si elle suivait régulièrement les prescriptions alimentaires qui lui étaient faites, de lui demander ce qu'elle avait mangé la veille ou l'avant-veille. La plupart du temps, elle ne se le rappelait plus ou ne se le rappelait qu'incomplètement. Je n'avais alors qu'à l'endormir pour qu'elle me dît exactement tout ce qu'elle avait mangé, sans oublier le plus petit aliment, avec une foule de détails auxquels, d'habitude, on ne fait guère attention dans un repas. Une fois réveillée, je lui énumérais tout son dîner depuis *a* jusqu'à *z*, et elle était tout étonnée de me voir si bien renseigné (2). »

M. Ch. Richet, qui prétend que la mémoire active est anéantie dans l'hypnose parce qu'au réveil on n'a conservé aucun souvenir, assertion qui ne nous semble pas justifiée puisque ces souvenirs pourront reparaître dans un nouvel état d'hypnose, M. Richet, disons-nous, admet l'exaltation de la mémoire passive. « Les somnambules se représentent avec un luxe inouï de détails précis, les endroits qu'ils ont vu jadis, les faits auxquels ils ont assisté. Ils ont, pendant leur sommeil, décrit exactement telle ville, telle maison qu'ils ont jadis visitée ou entrevue ; mais au réveil c'est à peine s'ils pourraient dire qu'ils y ont été autrefois. X..., qui chantait l'air du deuxième acte de *l'Africaine* pendant son som-

(1) J.-P.-F. Deleuze, *Histoire critique du magnétisme animal*, t. I, p. 255 et suivantes.

(2) H. Beaunis, *Le Somnambulisme provoqué*, p. 120.

meil, ne put en retrouver une seule note lorsqu'elle était éveillée. Cette exaltation de la mémoire, combinée avec l'exaltation de la puissance imaginative, explique très bien comment les charlatans font croire à la lucidité de leurs sujets. Voici une femme, par exemple, qui a été, il y a quinze ans, passer une heure ou deux à Versailles, et qui a presque complètement oublié cette courte promenade. Elle est même absolument incapable d'affirmer qu'elle l'a faite. Cependant, qu'on vienne à l'endormir et à lui parler de Versailles, elle saura se représenter très fidèlement les avenues, les statues, les arbres. Elle verra le parc, les allées, la grande place, et, à la stupéfaction des assistants, donnera des détails extrêmement précis. Les auditeurs, s'ils sont naïfs, croiront à une lucidité surnaturelle, alors que cette lucidité n'est autre que l'exaltation de la mémoire (1). »

On peut encore considérer sinon comme une exaltation de la mémoire, au moins comme une puissance toute particulière du souvenir, certaines parties de la si curieuse observation d'Albert Dad... que nous trouvons citée dans la thèse du docteur Tissié « les Aliénés voyageurs », dans l'ouvrage du même auteur sur « les Rêves », dans les « Leçons cliniques » du professeur Pitres et enfin dans la thèse de M. Laurent sur les « Etats Seconds ». « Le plus souvent, Dad... se retrouve sur une route ou dans un wagon de chemin de fer, ne sachant ni où il est ni où il va, ignorant absolument tout ce qu'il a fait depuis l'instant où il a quitté son domicile. Cependant, et c'est là un *point capital* dans l'histoire de sa maladie, les souvenirs, effacés de sa mémoire à l'état de veille normale, peuvent reparaître dans l'état de sommeil provoqué, de telle sorte que Dad..., hypnotisé et interrogé sur les événements qui se sont passés pendant la durée de l'accès, en raconte *tous les détails avec une remarquable précision*.

» Quand il est arrivé ces jours-ci à Bordeaux, il avait dans ses poches une paire de gants blancs, en peau, beaucoup

(1) Richet, *L'Homme et l'Intelligence*.

trop grands pour lui. D'où provenaient ces gants ? A l'état de veille, il n'en savait absolument rien, pas plus qu'il ne savait comment il s'était rendu de Paris à Orléans. Nous endormîmes le malade par la fixation du regard et nous apprîmes qu'il avait perdu connaissance le 27 mars, en traversant la place d'Italie ; qu'il s'était dirigé vers le jardin du Luxembourg ; qu'il avait trouvé sur un banc de ce jardin un paquet renfermant des gants blancs ; qu'il s'était dirigé à pied vers Bourg-la-Reine ; qu'il avait traversé Etampes, marchant toute la nuit, et qu'il s'était retrouvé le lendemain sur une place d'Orléans (1). »

Que D..., qui est un hystérique avéré, n'ait pas souvenir à l'état de veille de ce qu'il a accompli durant l'hypnose, c'est conforme à la règle, de même que le fait de retrouver ses souvenirs dans un nouvel accès de sommeil, mais c'est la précision même de ces souvenirs qui nous a frappé. Il faudrait, pour s'en rendre un compte exact, lire en entier son observation ; pour cela nous renvoyons le lecteur aux ouvrages que nous avons cités.

Enfin un cas, pour nous, qui peut se rattacher à l'hypermnésie est celui de la malade de Charcot (2), pour laquelle on créa le nom d'amnésie rétro-antérograde. Cette femme ne se souvenait pas une minute après de ce qu'elle venait de *voir* ou de *faire*. Endormie elle se rappelait parfaitement au contraire tout ce qui s'était passé sous ses yeux. Chez elle la fixation et la conservation des images avait donc lieu ; seule l'évocation était impossible à l'état normal ; il y avait donc véritable *amnésie* au sens propre du mot (3). Pour faire revi-

(1) Pitres, *Op. cit.*, t. II, p. 277 et suivantes.

(2) Charcot, *Cliniques des maladies du système nerveux*, t. II, p. 266.

(3) Cette malade était véritablement atteinte d'amnésie au sens où nous l'entendons, car il s'agit chez elle d'un trouble très net de l'évocation : nous adoptons volontiers pour son cas l'appellation de Charcot « amnésie *rétro-entérograde* ». « Mais, a dit fort justement M. Sollier (*Troubles de la Mémoire*, p. 11), il peut exister encore un autre trouble... qui consiste en ce que le sujet est incapable de fixer aucune image nouvelle. Ce phénomène est

vre les souvenirs de cette femme il fallait la plonger en état hypnotique ; il y avait donc amnésie à l'état de veille et fonctionnement parfait de l'évocation en hypnose; c'est une hypermnésie par comparaison.

Nous venons d'exposer toute une série de faits scientifiques empruntés à des œuvres sérieuses qui semblent prouver qu'il y a souvent une réelle excitation de la mémoire dans les états d'hypnose. Mais si nous voulons trouver des cas innombrables d'hypermnésies hystériques il faut nous adresser aux épidémies démoniaques du moyen-âge ; malheureusement, on le comprendra facilement, les faits ne sont pas nets et il est aisé de confondre ce qui appartient à l'hystérie avec ce qui relève directement des vésanies ; aussi est-il possible qu'il nous arrive de citer ici des faits qui devraient prendre place dans le chapitre suivant et *vice versa*.

Quoi qu'il en soit, nous croyons avec M. Dichas que l'hypermnésie a joué un rôle considérable dans ces épidémies hystériques qui furent si fréquentes au moyen-âge. « Que de pauvres malades, dit M. Dichas, ont été envoyés au bûcher pour le seul crime d'avoir prononcé quelques phrases latines se rapportant de près ou de loin aux questions qui leur étaient posées ! Le conseiller de Lancre, chargé d'exterminer

peu connu, et l'on n'a guère attiré l'attention sur lui, malgré l'intérêt qu'il présente. Il n'est cependant pas aussi rare qu'on pourrait croire. C'est encore là de l'amnésie antérograde. Mais la différence qu'elle offre avec la précédente nous force d'y adjoindre un qualificatif. Dans le premier cas, c'est la faculté de *reproduire* qui fait défaut ; dans le second, celle de *fixer*, de *conserver* les images. Nous dirons donc *amnésie antérograde de reproduction*, et *amnésie antérograde de conservation* ». Tout ceci est parfaitement juste et nous nous associons pleinement aux conclusions de M. Sollier. Avec la terminologie actuelle, en donnant au mot amnésie son sens étymologique (privation de mémoire) les expressions de M. Sollier sont irréprochables. Mais si comme nous, on limite le sens du mot amnésie, et ceci pour plus de clarté, à un trouble de la reproduction, amnésie de reproduction sera un pléonasme et amnésie de fixation devra être remplacée par un autre mot.

les nombreux sorciers qui infestaient les bords de l'Adour, parle avec terreur des réponses étonnantes que lui faisaient ces gens ignorants : « le démon parlant par leur bouche ([1]). »

Le *don des langues* était en effet un signe de possession, le quatrième signe pour l'abbé Sabatier qui distingue « l'intelligence » de la langue et son « usage » ; « ainsi, dit-il, l'intelligence et l'usage du grec et du latin pour un Français qui n'aurait jamais connu que l'idiome de sa patrie. Le Rituel Romain, en assignant ce fait comme un signe de possession, s'exprime ainsi : *Ignota lingua loqui pluribus verbis, vel ιoquemtem intelligere* : c'est-à-dire, qu'on ne doit point déduire de la réalité de la Possession de l'intelligence ou usage d'un petit nombre de mots d'une langue inconnue ([2]). »

Les sages réserves que l'abbé Sabatier attribue à l'Eglise ne furent point toujours observées. Du reste, s'il faut en croire Maury, on entendait dans les premiers temps du christianisme par don des langues l'habitude de prononcer des paroles et des mots incompréhensibles, et l'apôtre saint Paul dut même s'élever « contre la manie qu'avaient les néophytes de se croire inspirés quand de pareils mots barbares leur venaient à l'esprit ([3]) ». Ainsi Dieu, comme le démon, peut se manifester chez ses élus par le don des langues.

Calmeil cite un cas assez net de ce fameux don des langues qu'il emprunte à la « Vie du Maréchal de Villars ». « Une prophétesse, âgée de vingt-sept à vingt-huit ans, fut arrêtée il y a environ dix-huit mois, et menée devant M. Alais. Il l'interrogea en présence de plusieurs ecclésiastiques. Cette créature, après l'avoir écouté, lui répond d'un air modeste et l'exhorte à ne plus tourmenter les vrais enfants de Dieu, et puis lui parle, pendant une heure de suite, une langue étran-

([1]) DICHAS, *Op. cit.*, p. 28.

([2]) G. SABATIER (l'abbé), *Exposé et défense de la Croyance catholique sur la Possession du Démon*, p. 36.

([3]) MAURY, *La Magie et l'Astrologie.*

gère à laquelle il ne comprit pas un mot, comme nous avons vu le duc de la Ferté autrefois, quand il avait un peu bu, parler anglais devant les Anglais. J'ai ouï dire : « J'entends bien qu'il parle anglais, mais je ne comprends pas un mot de ce qu'il dit ». Cela eût été difficile aussi à comprendre car il n'avait jamais su un mot d'anglais. Cette fille parlait grec, hébreu de même (1). »

« Sauvages (*Nosologia methodica*, 1768), rapporte encore Calmeil, démontre très à propos, en citant l'histoire d'une religieuse qui possédait le grec et le latin, et qui se mit tout à coup à parler ces deux langues pendant un accès de délire fébrile, que beaucoup de prétendus démoniaques ont réellement appris la langue dont ils font usage dans certains états morbides (2). »

Ce don des langues, si souvent constaté au moyen-âge et dont nous citerons encore des exemples dans le chapitre suivant, a encore fait parler de lui dans notre siècle de lumière si profondément crédule. Dans l'épidémie religieuse de *Morzine* notamment; les malades, dit M. Tissot, « entendent et parlent des langues qu'ils n'ont pas apprises, le latin, l'allemand, l'arabe même. Ils racontent fidèlement des batailles dont ils n'ont jamais lu ni entendu le récit. Ils entendent et voient ce qui se passe à Morzine depuis Genève (3). »

Quelques médecins ont du reste publié un certain nombre de cas qui se rapportent au don des langues. Un fait classique est celui d'Erasme qui vit un jeune homme, Italien d'origine, parler allemand dans les accès d'une maladie (?) bien qu'il n'eût jamais appris cette langue. Ce fait se rapporte-t-il à des accès hystériques ou à un délire fébrile ? Nous n'oserions trancher la question.

Moins obscure est l'histoire suivante due à Tissot : « J'ai vu moi-même, en 1766, écrit ce médecin, une fille du peuple, du

(1) Calmeil, *De la Folie*, etc., t. II, p. 325.

(2) Calmeil, *Op. cit.*, t. II, p. 234.

(3) M-J. Tissot, *Les possédées de Morzine ou le diable qui n'y voit goutte.*

bon sens le plus commun, âgée de vingt-quatre ans, sujette à de fréquentes et fortes convulsions qui produisaient des effets bien différents. Quelquefois elles la laissaient dans une sorte de léthargie complète pendant trois ou quatre jours ; d'autres fois il lui restait après l'accès une force d'imagination et de mémoire et une volubilité de langues étonnantes ; elle mettait dans ses discours une multitude d'idées fortes et d'images frappantes : elle récitait un grand nombre de morceaux de prose ou de vers français qu'elle n'avait jamais su; *elle parlait même quelquefois en latin, mais rarement et peu.* Au bout de quelques jours, elle retombait dans son état naturel qui était d'être très bornée et peu instruite ; il n'y avait ni exagération, ni fraude, ni intérêt, ni but : c'était une pauvre fille dont les parents, affligés, mais honnêtes et éloignés à faire du malheur de leur fille un objet de gain pour eux, me consultaient sur son état qui avait été suivi et bien attesté par deux hommes très éclairés et très véridiques. »

Wepfer parle aussi d'une jeune fille qui dans des « accès de délire spasmodique, chantait des chansons qu'elle ne savait pas auparavant, dans les langues qu'elle ignorait. »

Ces deux faits que nous venons de citer se rapportent à coup sûr à l'hystérie. Il en est sans doute aussi de même pour le suivant cité par Moreau (de Tours), dans sa « Psychologie morbide », d'après Borell : « Une femme dans un moment d'*extase* tenait des discours en langue espagnole, langue qu'elle croyait ignorer complètement, mais dont elle avait pu entendre prononcer quelques mots, par hasard et sans y avoir prêté la moindre attention. »

Ainsi, ce fameux « don des langues » qui a fait brûler plus d'une malheureuse sorcière, se réduit à la récitation pour une femme en hypnose à quelque versets latins qu'elle a entendus et retenus sans le savoir (le fait a été constaté à Morzine). Quelques voisins l'entendent, vont répandre dans la foule ignorante le miracle qui s'accroît à chaque récit et la légende est constituée, légende qui ne résiste pas à un examen un peu sérieux. Toutefois, ce qui nous intéresse spécialement, c'est qu'il y a excitation de la mémoire, hypermnésie, c'est-à-dire réviviscence de souvenirs absolument ignorés des malades, qui, de bonne foi, peuvent se croire inspirés.

Non seulement le don des langues s'explique très bien par l'hypermnésie, mais c'est à des phénomènes du même genre qu'il faut rapporter les cas d'intelligence supérieure, de science non apprise auparavant, de double vue qu'on a constatés chez quelques hystériques. Franck a raconté l'histoire de cette jeune fille, qui, durant ses attaques, discourait avec « une merveilleuse facilité sur des sujets élevés ». On a parlé d'un autre malade qui écrivait beaucoup plus correctement le latin et le grec qu'à l'état normal. Brierre de Boismont a trouvé des faits identiques dans l'histoire de la secte anglo-américaine des *Révivalistes* : « Sous l'influence du réveil, les petits garçons deviennent de profonds théologiens; les petites filles des femmes savantes, des enfants de cinq, six, sept et huit ans discourent sur les questions religieuses avec une logique admirable, un bon sens étonnant (1). »

Nous pensons enfin qu'un certain nombre de phénomènes du spiritisme peuvent s'expliquer par l'exaltation de la mémoire. Cette exaltation ici sera la conséquence de « l'automatisme psychologique » qui fonctionne dans le dédoublement de la personnalité.

Les phénomènes spirites nous semblent aujourd'hui pouvoir se ranger en trois classes. Dans la première, nous placerons tout ce qui a trait à l'exploitation des imbéciles et des crédules, tout ce qui est dans le spiritisme, qu'on nous passe le mot, pure *fumisterie*. Cette classe sera la plus nombreuse. En second lieu nous mettrons les phénomènes hypnotiques qui entrent pour une si grande part dans les merveilles spirites. De la troisième classe nous ne dirons rien : les faits sont à l'étude et nous attendrons le résultat d'expériences scientifiques avant d'oser nous prononcer.

(1) Brierre de Boismont, *Les Révivalistes*.

Voyons ce qui a trait à la seconde catégorie : on sait que maintes fois les journaux et ouvrages spirites ont rapporté des cas de médiums parlant des langues étrangères qu'ils ignoraient. « M. Didelot a vu et plusieurs témoins, parmi lesquels M. l'abbé Garo, chanoine à Nancy, ont vu un *jeune homme, qui ne savait pas un mot de latin, écrire dans cette langue* (1). »

D'autres fois le médium récite des pièces de vers qu'il n'a jamais apprises, en compose d'autres dont il ne serait peut-être pas difficile de retrouver les origines diverses, ou, inspiré par un esprit supérieur, peut sans avoir reçu aucune éducation ni instruction faire montre d'une science incomparable. Nous en trouvons un exemple dans le récit, rapporté par le docteur Gibier, de Serjeant Cox « jurisconsulte et philosophe éminent de la Grande-Bretagne », récit confirmé par Russel Wallace : « J'ai entendu (c'est Serjeant Cox qui parle) un garçon de comptoir, sans éducation, soutenir, quand il était en *transe*, une conversation avec un parti de philosophes sur la raison et la prescience, la volonté et la fatalité, et leur tenir tête. Je lui ai posé les plus difficiles questions de psychologie, et j'ai reçu des réponses toujours sensées, toujours pleines de force, et invariablement exprimées en langage choisi et élégant. Cependant un quart d'heure après, quand il était dans son état naturel, il était incapable de répondre à la plus simple question sur un sujet philosophique, et avait toujours peine à trouver un langage suffisant pour exprimer les idées les plus communes (2). »

Ces faits qui peuvent s'expliquer par une surexcitation extraordinaire de la mémoire et de l'imagination n'ont rien de surprenants et, dans le chapitre consacré aux hypermnésies vésaniques, nous citerons des exemples plus curieux encore et où rien de surnaturel pourtant ne peut être invoqué.

Ainsi les tables tournantes, mues inconsciemment par

(1) Gibier, *Spiritisme*, p. 167.
(2) Gibier, *Op., cit.* p. 173.

l'expérimentateur, ne peuvent que réfléchir sa pensée, lui parler « de ses craintes, de ses idées et de ses espérances ». Maury l'avait déjà remarqué : selon lui, suivant qu'on croit la table poussée par un démon ou un esprit bienfaisant, on obtient des réponses diaboliques ou édifiantes (1).

M. Pierre Janet dans son célèbre ouvrage sur l'*Automatisme psychologique*, fait observer qu'après l'apparition du « Livre des Esprits » d'Allan-Kardec, les médiums ne firent plus bientôt que commenter cette bible du spiritisme dans leur écriture automatique. Les spirites expliqueront peut-être ce fait en disant que l'enseignement des esprits doit toujours être identique à lui-même ; pour nous, nous ne voulons qu'y voir une preuve démonstrative de l'automatisme de la mémoire.

Du reste, nous trouvons un curieux exemple de cet automatisme du souvenir, avec réviviscence de faits ignorés de la malade, dans la thèse du docteur Escande de Messières. Il s'agit d'une dame présentant le phénomène de l'écriture automatique qui se produisit, pour la première fois, à la suite d'une conversaion sur le spiritisme. «...Dans la soirée comme elle se trouvait assise à une table, un crayon à la main, elle se prit à penser aux esprits et leur demanda si le voyage qu'elle devait faire à Biarritz, deux ou trois jours après, se ferait dans de bonnes conditions. Sa main se mit en mouvement et écrivit « Oui ». Ce fait ne l'étonna pas. Elle voulut continuer l'entretien et demanda : « M'aimez-vous ? » — « Non » lui fut-il répondu. — « Pourquoi ? » — » Parce que vous lisez le *Roman d'un Enfant* (2). »

La malade fut très étonnée de voir que l'esprit avait eu connaissance d'un livre qu'elle n'avait même pas lu. Une enquête sérieuse fit savoir que la malade avait feuilleté le livre distraitement. La même personne présentait encore très nettement le phénomène de la réviviscence d'un nom

(1) Maury, *Le Sommeil et les Rêves*, p. 459.

(2) Escande de Messière, *Les Rêves chez les Hystérique*, p. 41.

qu'elle prétendait ne pas connaître, mais dont, on a pu s'en convaincre depuis, elle avait entendu parler plusieurs fois sans en avoir conservé sciemment le souvenir.

Cette étrange réviviscence d'un nom au cours d'expériences de spiritisme peut se produire du reste en dehors de tout état morbide, chez des gens doués même par profession de la faculté d'observer. Un de nos amis, M. G..., étudiant en médecine, fut présenté, au mois de juin 1894, par un collègue M. B... à une dame R..., s'occupant beaucoup de spiritisme, mais restée néanmoins, paraît-il, très sceptique. On parla occultisme et la dame promit à nos deux camarades de les introduire chez une spirite pratiquante, sœur de lait du docteur X... Dans une visite ultérieure que G... rendit à la première dame, il fit connaissance d'une de ses amies qui connaissait elle-même la spirite chez laquelle on devait aller plus tard. La conversation, tout naturellement, roula encore sur le spiritisme. Ce ne fut toutefois qu'au mois d'octobre suivant que ces deux dames purent accompagner G... et B... chez le médium. Ce médium, que nous appellerons Mme N.., plaça les deux dames et les deux étudiants autour d'un guéridon auprès duquel elle prit également place. On imposa légèrement les mains suivant la coutume. Et suivant la coutume aussi, le guéridon ne tarda pas à répondre par des coups secs et bien frappés aux questions multiples qui lui furent posées. On apprit que l'esprit qui était censé converser avec nos amis par cet intermédiaire banal d'un guéridon avait été *pendant sa dernière incarnation*, un parent, à je ne sais plus quel degré, du docteur X...

Le guéridon s'inclinant de préférence vers les deux jeunes gens, on l'interrogea à ce sujet et par la *typtologie*, notre ami G... apprit que le guéridon avait pour lui une affection toute particulière, ce qui ne manqua pas de le flatter. La dame spirite s'enquit alors auprès de l'esprit, s'il ne consentirait pas à répondre par le seul intermédiaire de G... et du guéridon. L'esprit consentit à essayer et G... ne put que suivre ce bon exemple. B... et les trois dames s'éloignèrent pour le laisser seul à la table, seul avec l'esprit. « Cher esprit, dit alors la spirite Mme X.., dis-nous le petit nom que tu portais dans ce monde. Ces dames et moi, nous le savons, mais la personne qui est au guéridon l'ignore. Tu pourras ainsi la convaincre ainsi que ces dames et les amener à notre cause ». « Aussitôt, nous a raconté G...; je concentre mon attention de façon à ne pas appuyer volontairement mes mains sur la table. Au bout de quelques instants mon inconscient l'emporte : la table répond par l'alphabet typtologique. Elle indique un nom que le médium et Mme R... affirment avoir été effectivement le prénom du parent du docteur X... »

La bonne foi des deux dames qui accompagnaient nos amis doit être mise hors de doute, nous ont-ils affirmé. Aussi G.., préoccupé, chercha-t-il à s'expliquer le phénomène. Dans les notes qu'il a bien voulu nous remettre à ce propos, nous trouvons les tentatives suivantes d'explication, en dehors de la doctrine spirite bien entendu :

1° La séance de spiritisme a tellement impressionné les dames présentes, qu'elles ont reçu comme suggestion le mot dicté par la table et l'affirmation du médium disant : c'est exact. Mais, étant donnés le scepticisme de ces personnes et l'absence constatée de toute impression, cette explication ne me paraît pas du tout valable.

2° La coïncidence de noms est un pur effet de hasard. C'est possible et c'est même là une explication dont beaucoup de personnes se contenteraient *a priori*.

3° Il s'agit là d'un phénomène de suggestion mentale : la première des dames à laquelle on m'avait présenté au mois de juin ou la spirite, qui toutes deux connaissaient le nom en question, auraient profité de la réceptivité plus grande dans laquelle me plongeait l'*attention expectante*, pour me suggérer mentalement, d'une façon consciente ou inconsciente, les temps d'arrêt réglant l'alphabet typtologique. Ce n'est peut-être pas impossible.

4° Cet état d'*attention expectante* ayant développé en moi une hyperexcitabilité très grande, j'ai pu être dirigé par les mouvements inconscients que ne pouvaient manquer de faire les témoins au moment où la lettre qu'ils pensaient allait être frappée. Ces mouvements pouvaient, du reste, m'être transmis par l'air ou plus vraisemblablement par les vibrations imprimées au plancher.

5° Il s'agit simplement d'un cas d'hypermnésie. Au cours de nos longues conversations, Mme R... a pu prononcer devant moi le prénom du parent du docteur X... Comme ce nom n'évoquait en moi aucune image précise, il est passé inaperçu et est allé s'enregistrer dans la partie la plus obscure du champ de ma conscience. C'est là que mon « inconscient » l'a repris pour le répéter au moyen des coups frappés par la table.

« Bien que, ajoute G..., Mme B... ne se souvienne pas d'avoir prononcé ou entendu prononcer ce nom en notre présence, c'est à cette dernière explication qu'elle a préféré se rattacher et, au grand désespoir de Mme X..., elle ne s'est pas déclarée convaincue. »

Les faits que nous venons de citer expliquent suffisamment quelle part joue l'automatisme de la mémoire dans les phénomènes spirites. C'est cet automatisme qui, ramenant à la conscience des faits oubliés, a quelquefois donné un vernis brillant aux élucubrations des esprits qui, la plupart du temps, ne sont pas dignes d'eux. « D'une façon générale, a dit M. Binet, il est exact de dire que le personnage inconscient qui joue le rôle d'esprit, n'étant qu'une portion détachée de l'intelligence du médium, ne peut pas avoir d'autres facultés et d'autres connaissances que lui. La lecture des nombreuses évocations spirites qu'on a publiées et où l'on a fait parler des personnages célèbres, tels qu'Archimède, Socrate, Aristote, montre qu'on n'a pu tirer de ces grands génies aucune pensée profonde et digne d'eux; ce sont en général des réflexions banales, qui ne dépassent point la portée d'une intelligence ordinaire. Mais il faut tenir compte des conditions où l'expérience est faite pour en apprécier les résultats: la solennité de l'évocation, la grandeur du but poursuivi, le recueillement de l'assistance, doivent souvent *exalter pour un moment les facultés du personnage subconscient,* et lui faire trouver des pensées dont il eût été incapable pendant un instant d'atonie. Ajoutons que le personnage subconscient peut avoir une *étendue de mémoire* et une *finesse de perception* inconnues du personnage normal (1). »

Nous avons réuni un certain nombre de faits qui montrent, nous ne dirons pas l'exaltation de la mémoire dans l'hypnose, car il n'y a pas là une hypermnésie comparable à celle que nous retrouverons dans les états maniaques et dans les intoxications, mais la possibilité de réviviscence de souvenirs oubliés, d'états de conscience ignorés du malade. Dans l'hypnose et les états analogues il y a plutôt, comme dans le sommeil, automatisme de la mémoire qu'exaltation. Cet automatisme de la mémoire ramène à la conscience des états antérieurs oubliés; nous avons donc affaire à la première variété d'hypermnésies. Du reste, ce qui le prouve, c'est que la rapidité de la pensée n'est pas sensiblement modifiée ; il n'y a pas cette accélération qui constitue pour nous l'exaltation de la mémoire. Les conclusions que nous tirerons de ce chapitre seront donc les suivantes : dans le sommeil et l'hypnose la mémoire s'exerce automatiquement ce qui produit des associations non habituelles, lesquelles ont pour effet de ramener à la conscience des souvenirs anciens, mais la rapidité de la pensée n'est pas augmentée. Cet automatisme de la mémoire s'explique aisément dans le sommeil naturel, par l'absence de la volonté et de l'attention. Nous pensons que dans l'hypnose aussi c'est à la diminution de l'intensité de ces deux facteurs qu'il faut demander la raison de la réviviscence des souvenirs. Quant à la raison qui, dans l'hypnose explique la persistance de tous les souvenirs de l'état de veille et des états hypnotiques antérieurs, alors qu'il y a amnésie à l'état de veille pour les faits

(1) Binet, *Altérations de la personnalité*, p. 305.

de l'hypnose, nous ne chercherons pas à l'expliquer, renvoyant à la thèse de M. Laurent dans laquelle on trouvera un exposé très clair des diverses théories sur l'hystérie et l'hypnotisme.

Nous pouvons également conclure de ce chapitre, que certaines merveilles du spiritisme s'expliquent elles aussi par un automatisme de la mémoire accompagné d'un dédoublement de la personnalité. Cet automatisme et ce dédoublement peuvent du reste se produire chez des personnes normales.

Il faut enfin remarquer que si la plupart du temps l'hypermnésie dans le sommeil est due à un simple automatisme, il y a cependant quelques fois accélération de la pensée. Tout le monde sait que des rêves qui nous ònt semblé durer des années, se sont écoulés dans l'espace de quelques secondes. On connait les exemples classiques de Taine à ce sujet. Il peut donc y avoir dans le sommeil hypermnésie de la seconde catégorie, mais exceptionnellement pour un temps très court, et les idées ne viennent pas plus vite à la conscience durant tout le cours du sommeil, comme cela a lieu dans les intoxications par l'opium ou le hachisch.

Nous devons maintenant, pour ne rien omettre de ce qui concerne l'hypermnésie dans les états névropathiques, signaler certaine forme d'aura épileptique intellectuelle décrite par Hughlings Jackson qui lui donne le nom de *dreamy state* préférable, dit cet auteur, à celui d'*intellectual aura*. Dans les cinq cas rapportés par Jackson, il s'agit du reste d'épilepsie symptomatique d'une lésion cérébrale.

Dans le premier cas il s'agit d'un homme de trente-sept ans qui eut une première attaque épileptique en 1882. Cette attaque dura cinq minutes. Jusqu'en 1884, aucune attaque nouvelle ne survint; puis les attaques reparurent après ces deux ans de calme et ce malade en eut jusqu'à trois et quatre par semaine. Elles débutaient par de très vives sensations olfactives, fort désagréables, impossibles à bien définir, mais que le malade comparait à l'odeur du phosphore. Puis aussitôt après, le malade revivait ses années précédentes et mêlait ensuite le souvenir de faits récents à celui d'autres beaucoup plus anciens. Il revoit dans sa pensée des personnes qu'il a perdues de vue depuis plusieurs années, pense à des choses qu'il a faites, pourrait ou veut faire.

Ces sensations olfactives initiales se retrouvent chez le deuxième malade de Jackson. Un état de rêve leur succède avec hallucinations visuelles de monuments et de gares. Aux sensations olfactives se mêlent des sensations gustatives et il semble au sujet qu'il mange du chlorure de chaux. Il voit une auberge avec une netteté admirable et une abondance merveilleuse de détails.

Le troisième cas est intéressant en ce qu'on retrouve dans le « dreamy state » qui précède la crise des illusions de « déjà vu », illusions signalées encore dans la quatrième observation de Jackson. Dans le cinquième et dernier cas on constate des phénomènes hypermnésiques avec sentiment de satisfaction (1).

Cette hypermnésie s'explique très bien ici. Puisqu'il s'agit d'une épilepsie due à des lésions, c'est-à-dire causée par l'excitation de l'écorce cérébrale ; il est facile de concevoir que cette irritation au niveau d'une zone psychique produise de l'hypermnésie, ainsi que nous l'avons admis en traitant de l'influence du traumatisme sur l'exaltation de la mémoire.

Nous ajoutons à ce chapitre, à titre de documents, deux observations intéressantes que nous n'avons pu placer dans aucune des classes précédemment établies.

La première appartient à M. le docteur Laurent, qui a bien voulu la recueillir à notre intention et nous l'envoyer. La voici : « Une dame, de souche nerveuse, ayant toujours présenté des accidents nerveux, neurasthénique, ou plutôt suivant l'expression de M. Pierre Janet, psycasthénique au suprême degré (ayant par exemple la phobie du blanc), présente le curieux phénomène suivant :

» Aimant beaucoup les sucreries et les bonbons, elle collec-

(1) H. Jackson, On a particular variety of epilepsy.

tionne précieusement toutes les boîtes où se sont trouvés des bonbons qui lui ont fait plaisir. La collection qui s'accroît rapidement remplit plusieurs armoires. A certains jours, voulant remuer ses souvenirs, elle ouvre l'armoire, choisit une boîte, la considère, l'ouvre et se rémémore, les yeux fermés, le goût de chacun des bonbons qu'elle contenait et les circonstances dans lesquelles elle les a croqués. La boîte passée en revue, elle en prend une autre, et ainsi de suite.

» L'amour de sa collection est passé chez elle au point que les autres emplois qu'elle pourrait faire de l'armoire sont secondaires. Se rappeler les goûts des bonbons, est pour elle un véritable plaisir et la réviviscence du souvenir est si intense qu'elle croit, a-t-elle dit, manger à nouveau les bonbons dont elle se rappelle. »

Cette observation nous paraît remarquable en ce qu'elle est absolument nouvelle. Elle nous montre, en effet, quelle intensité peuvent acquérir ces mémoires, encore mal étudiées, des sensations olfactives et gustatives. Nous nous abstiendrons, du reste, de toute déduction, un seul cas ne pouvant ni permettre, ni justifier une théorie.

Nous terminerons ce chapitre par l'exposé d'une curieuse histoire qui vient de se passer récemment et que nous devons à l'obligeance de notre ami le docteur Regnault, médecin de la marine.

Tout le monde a eu connaissance, au moins par la voie des journaux, des célèbres apparitions de la Vierge à Tilly-sur-Seulles. Ce miracle, dont le merveilleux a trouvé un écho favorable non seulement chez les mystiques, mais encore chez certains politiciens qui s'en sont fait une arme quelque peu grotesque, n'a pas été sans déranger certains systèmes nerveux peu solides. C'est ainsi qu'un enfant de dix ans vit un jour, en-dessous de l'apparition, les lettres U. S. P. Q. Il fit naturellement part de cette hallucination aux personnes de son entourage; inutile de dire à quelles nombreuses interprétations se livrèrent les journaux du pays. On incrimina tour à tour Dieu et le diable et l'explication de l'énigme des quatres lettres mystérieuses fut cherchée dans les livres sacrés et dans les grimoires diaboliques, sans aucun succès du reste. Mais une nuit, notre jeune visionnaire se lève et va écrire ces mots : *unus sacellum pium quæso*. On connaissait maintenant le sens des fameuses lettres, mais le *unus* de la phrase latine qui ne se rapporte à aucun mot, n'a pas été sans embarrasser les croyants. Entre mille explications proposées, nous choisirons celle d'un pur et simple solécisme, *unus* pour *unum*. Il est, en effet, vraisemblable de supposer que le jeune mystique a lu quelque part, dans un livre de piété, la phrase étrange que nous venons de rapporter; celle-ci lui est revenue en rêve, non toutefois sans un léger accroc à la grammaire.

Le cas que nous venons de raconter semble donc pouvoir se rapporter à un simple fait d'hypermnésie. Malheureusement, nous n'avons pu nous procurer des renseignements complémentaires. Nous avons fait demander si, dans la famille de cet enfant, on avait coutume de lire la Bible, s'il existait des ouvrages écrits en langue latine, etc. Nous n'avons encore reçu, à ce sujet, aucune réponse. Mais le fait nous ayant paru digne d'être signalé, nous le donnons ici sous toutes réserves, avec l'intention d'y revenir dans un article spécial, si nous pouvons reconstituer plus complètement cette intéressante et miraculeuse histoire.

CHAPITRE V

Des hypermnésies vésaniques et des hypermnésies dans les états symptomatiques d'aliénation mentale.

SOMMAIRE : L'étude des hypermnésies vésaniques se place naturellement à la suite des hypermnésies hystériques. — « Don des langues » dans la folie. — Quelques exemples de la surexcitation des facultés dans la folie. — Manie et folie circulaire : cas divers d'hypermnésies dans la manie empruntés aux principaux écrivains classiques de l'aliénation mentale — Une observation intéressante d'exaltation de la mémoire dans la manie : écrits d'un aliéné. — Autre observation nouvelle d'hypermnésie chez un maniaque : la folie raisonnante; extraits des œuvres de ce malade. — Hypermnésie dans la folie circulaire. — Hypermnésie dans la mélancolie et dans quelques folies systématisées : une étude à faire. — Les états symptomatiques d'aliénation mentale et la mémoire : Paralysie générale et folie circulaire. — Observation inédite : les œuvres d'un paralytique général. — Ce que devient la mémoire de fixation chez les aliénés vésaniques ou autres. — Les vieux vésaniques sont-ils des déments ? Persistance de la mémoire de rappel et de la mémoire de fixation chez les vieux vésaniques : observation inédite. — Ce que nous devons conclure des faits contenus dans le présent chapitre : déductions spéculatives et déductions pratiques. — Ce qui resterait à étudier.

De l'hystérie aux vésanies la transition est facile. L'étude que nous allons maintenant entreprendre trouve donc tout naturellement sa place après celle que nous venons d'achever. Mais pour ceux qui considèrent, et cela juste titre peut-être, que l'hystérie est causée par une intoxication, le chapitre consacrée aux « hypermnésies toxiques » devrait sans doute se placer à côté du chapitre qui traite des hypermnésies hystériques. Nous pensons que l'identité de certains symptômes et surtout l'impossibilité de savoir si les cas très curieux que nous ont légué l'antiquité et le moyen-âge prennent place dans l'hystérie ou dans la folie, justifient pleinement notre plan qui n'est du reste qu'un moyen commode, et à coup sûr provisoire, d'exposer les faits. Nous n'avons cherché qu'à être clair sans préoccupation aucune de doctrine.

L'exaltation de la mémoire dans la folie a été connue de toute antiquité et décrite avec l'exaltation générale de l'intelligence. *Arétée, Avicenne, Paul d'Egine* en citent des exemples merveilleux. Mais c'est au moyen-âge que l'on retrouve dans les histoires de *possession* des cas très remarquables de révisvicence de souvenirs. Le fou qui, pour l'antiquité, était un homme inspiré des esprits infernaux ou des dieux n'est plus pour les inquisiteurs qu'un sorcier possédé par Satan. Mais, ainsi que nous l'avons déjà dit, il est assez difficile de faire la part de l'hystérie et celle de la folie dans les fantastiques histoires qui nous sont parvenues de ces époques troublées.

Nous retrouvons encore ici ce fameux « don des langues » dont nous avons déjà parlé à plusieurs reprises : « Ces paroles, dit Maury, en parlant des discours des possédées, passaient pour appartenir à des langues dont le don leur était communiqué... Eginhard nous dit à propos d'une jeune démoniaque du pays de Niedgau, qu'interrogée par l'exorciste, elle se servit dans ses réponses, non de la langue vulgaire, mais de celle des Romains. Les Ursulines de Loudun répondaient de même en latin, et Cyrano de Bergerac raille leurs barbarismes et leurs solécismes, faisant remarquer que les diables sont évidemment mal instruits de la grammaire. En Ecosse, à Dunse, une possédée ayant été interrogée par un prêtre, et le démon ne répondant pas, le ministre impatienté le somma de s'exprimer en latin ; la folle prononça alors quelques mots tirés des formules latines des prières qu'elle avait jadis entendues, ce qui convainquit tous les assistants que le diable parlait réellement par sa bouche (1) ». Si le cas des Ursulines de Loudun se rapporte nettement à l'hystérie, ainsi qu'on le sait, peut-être le fait raconté ensuite par Maury est-il imputable à la folie proprement dite ? Pomponat, cité encore par Maury, raconte dans son livre *De Incantationibus*, « que de son temps, la femme d'un tailleur nommé Magretti, qui fut guérie par le célèbre médecin Galgerandus, parlait, dans ses accès de délire, des langues qu'elle n'avait pas apprises. »

Naturellement ce don des langues comporte dans la folie la même explication que dans l'hystérie : il s'agit de phrases latines ou grecques entendues jadis par le sujet, qui reviennent à la mémoire de celui-ci sous l'influence de la maladie. Des ignorants entendent ces quelques mots, exagèrent aussitôt le phénomène et le commentent à leur manière. « Quant au don spontané des langues, dit Parchappe, dont le merveilleux, lorsqu'il s'est agi de langues véritables, soit mortes, soit usuelles, tombe devant une explication naturelle, l'influence d'une augmentation de la mémoire, une circonstance assez singulière, que les fous offrent quelquefois, a pu contribuer à le faire supposer possible aux yeux des ignorants, lorsqu'il s'est agit de paroles étrangères à l'idiome vulgaire, et non comprises par les assistants. Il est des fous à qui vient la fantaisie de créer un langage de leur invention, et qui se satisfont à cet égard, non seulement en introduisant dans le langage ordinaire, ou des mots usités auxquels ils donnent un sens arbitraire, ou des mots par eux créés, mais encore en plaquant leurs phrases de mots empruntés au hasard par leur mémoire à des langues étrangères, et même en prononçant, ou écrivant une série de mots de pure invention, étrangers à toute langue et absolu-

(1) Maury, *La Magie et l'Astrologie*, etc, p. 326.

ment dénués de sens.... Un maniaque, qui prétendait être Blücher, se croyait obligé sans doute de ne pas parler français. Voici une lettre de lui : « Mes chers parents, du chnique pour le maten, you, you, you, magnificat verbonné lumen de lumine, ut, ré, sol; car le chnique et le magnétisme, you, you, le quinze de ce mois serou, at ch rou ell le bout en vous embrassant du bout de la lèvre. BLUCHER (1). »

Quelquefois on retrouve cependant très nettement l'origine de la langue étrangère employée par le malade : Ainsi dans le cas de *Forestus*, il s'agit d'une paysanne atteinte de manie qui, dans ses accès, chantait des hymnes latines. Elle avait souvent entendu chanter ces hymnes à l'église, mais, dans l'état normal aurait été incapable d'en citer un seul mot.

Quelquefois enfin, cette exaltation de la mémoire est moins partielle : « Jean Huarte parle du page d'un grand seigneur dont les facultés avaient été jusque-là assez bornées et qui, se croyant, dans sa folie, devenu maître d'un empire, raisonnait sur la manière de le gouverner de façon à étonner tout le monde, et à attirer près de lui grand nombre d'auditeurs qui venaient, moins par curiosité que pour s'instruire (2). »

Morel, dans son *Traité des maladies mentales*, rapporte d'après Frank, le cas d'une jeune fille, âgée de quatorze ans qui, devenue folle, discourait sur les sujets religieux aussi bien qu'un théologien. Elle parlait sur Dieu et les devoirs du chrétien comme aurait pu le faire un prédicateur et « savait résoudre avec sagacité les objections qu'on lui faisait pour l'éprouver. »

Après ces quelques exemples destinés à montrer l'exaltation des facultés dans la folie, il importe d'aborder plus scientifiquement la question. Aujourd'hui, et cela depuis l'époque à laquelle la médecine mentale est devenue science plus précise, on s'accorde à retrouver l'exaltation de la mémoire dans la *manie* et dans la période d'excitation de la

(1) PARCHAPPE, *Symptomatologie de la Folie.*

(2) FODÉRÉ, *Traité du délire appliqué à la médecine, à la morale et à la législation.*

folie circulaire. Nous allons prendre successivement chacune de ces affections.

Van Swieten, connaissait déjà les effets de l'exaltation des facultés dans la manie. Il dit en effet avoir vu une femme qui, pendant ses accès de manie, avait coutume de ne parler qu'en vers. Elle les composait du reste avec une admirable facilité, alors que, en bonne santé, elle n'avait jamais fait preuve du moindre talent poétique (1).

« J'ai entendu moi-même un maniaque, dit Pinel, déclamer avec grâce et un discernement exquis, une suite plus ou moins longue de vers d'Horace et de Virgile, depuis longtemps effacés de sa mémoire, puisqu'après son éducation, il avait fait un séjour de vingt années dans les colonies d'Amérique, uniquement livré aux soins de sa fortune (2). »

Gratiolet, qui s'est beaucoup occupé de la mémoire, rapporte le cas suivant : « Soldat à douze ans dans l'armée de Condé, élevé dans le tumulte des armes et dans le trouble inouï d'un cataclysme humain, éloigné de toute instruction littéraire et n'ayant plus que celle de la bravoure et de l'honneur, le marquis de L..., avait perdu jusqu'au souvenir des premiers éléments d'une éducation classique que dès son début la Révolution avait interrompue. Atteint vers l'âge de cinquante ans d'une manie aiguë, tout à coup, dans les accès de sa fureur, on l'entendit déclamer des tirades complètes de Virgile et d'Ovide (3). »

Pinel nous a transmis, d'après Willis, les assertions de ce maniaque guéri qui, parlant de sa maladie, disait : « J'attendais toujours avec impatience l'accès d'agitation qui durait

(1) Déjà dans l'antiquité, Arétée avait affirmé que certains maniaques pouvait apprendre sans maître l'astronomie et la philosophie et devenir poètes sans l'inspiration des Muses : « Ingeniosi namque ac dociles Astronomiam callent sine doctore : Philosophiamque possident a nemine traditam : Poeticam quoque veluti a musis infusam norunt. »

(2) Ph. Pinel, *Traité médico-philosophique de l'aliénation mentale*, p. 111.

(3) Gratiolet, *Anatomie comparée, etc.*, t. II, p. 467.

dix ou douze heures parce que je jouissais pendant sa durée d'une sorte de béatitude. Tout me semblait facile, aucun obstacle ne m'arrêtait en théorie ni même en réalité. *Ma mémoire acquérait tout à coup une perfection singulière, je me rappelais de longs passages des auteurs latins,* etc., etc. (1) ». Un malade de Pinel avait une succession si rapide des idées anciennes que cela rendait très obscures « les impressions des objets présents; il semblait habiter un monde différent de celui des autres hommes, et il ajoutait qu'il lui serait impossible de se faire entendre d'eux tant qu'il resterait soumis par une suite de sa maladie à ce nouvel ordre de choses. »

Le même Pinel, d'après Semelaigne, « s'arrêtait souvent (à Bicêtre) devant la loge d'un homme instruit qui, pendant son accès, discourait sur les événements de la Révolution avec toute la force, la dignité et la pureté de langage qu'on aurait pu attendre de l'orateur le plus distingué. En dehors des crises, dans les intervalles de calme et de rémission, l'intelligence de cet homme ne dépassait point la portée ordinaire (2) ». Semelaigne fait du reste remarquer avec raison que l'aliéné pas plus que les autres hommes ne crée de toutes pièces : il puise, dans sa mémoire surexcitée, la multitude « d'idées de provenances les plus diverses : observation, réflexion, entretiens, lectures, etc. » dont celle-ci s'est jadis meublée à son insu.

Bien avant Semelaigne, Broussais avait compris l'importance de l'hypermnésie dans les délires maniaques. Il parle de la combinaison des souvenirs par l'imagination, de la variété des éducations et des « irritabilités individuelles » qui expliquent la variété des nuances et les mille formes du délire des maniaques. C'est également Broussais qui, le premier, à notre connaissance, distingua les hypermnésies

(1) PINEL, *Op. cit.*

(2) SEMELAIGNE, *Etudes historiques sur l'aliénation mentale dans l'antiquité.*

affectives des hypermnésies intellectuelles. « Ce n'est, écrit-il, que par le retour du mode de stimulation encéphalique, attaché à la saveur métallique, à celles du sucre, du poivre, de la terre, au son des cloches au tintement des métaux, au bruit du tambour, que l'on peut expliquer la fréquence des sensations chez les hypochondriaques attaqués de gastrite chronique. Ce sont là des exemples de la mémoire des *sensations* qui est exaltée dans la folie aussi bien que celle des *perceptions* et des idées... (1) »

L'hypermnésie maniaque est également signalée par Ulysse Trélat qui remarque, d'après Arétée, qu'une bonne éducation « manifeste son influence jusque dans l'état de maladie » par la réviviscence des sciences apprises jadis : philosophie, astronomie, etc. (2). »

Blandet, dans l'étude dont nous avons déjà parlé plusieurs fois, cite l'hypermnésie comme un des symptômes de la manie mais il fait entrer dans l'hypermnésie tant de phénomènes divers (obsessions, idées fixes etc.) qu'on ne peut invoquer son autorité à l'appui d'une affirmation sérieuse.

Après lui, Calmeil et Parchappe rapportent plusieurs exemples que nous avons déjà cités. Enfin, c'est Michéa qui dans une discussion sur le somnambulisme à la Société médico-psychologique, cite une observation devenue classique : « J'ai vu moi-même, dit-il, à l'hospice de Bicêtre, dans le service de Leuret, un maniaque (c'était un garçon boucher) qui, dans son exaltation, déclamait assez fidèlement plusieurs passages de la *Phèdre* de Racine. Revenu complètement à la raison, il nous dit qu'il avait lu une fois la tragédie en question, mais, malgré tous ses efforts, il lui fut impossible de nous en citer un seul vers. »

Quelques années auparavant, Morel, dans ses « Etudes cliniques » avait parlé d'une malade, à tendances homicides, qui jouissait avant ses accès d'une mémoire prodigieuse.

(1) Broussais, *De l'irritation et de la folie*, p. 462.

(2) Ulysse Trélat, *Recherches historiques sur la folie*.

La folie ne fit qu'accroître cette faculté et elle récitait en entier des sermons qu'elle avait entendus, citait très fidèlement des passages des livres qu'elle avait lus, alors même que le souvenir ne lui en fût pas revenu depuis longtemps. Elle guérit et sa mémoire devint beaucoup moins active (1). »

Puis c'est Marcé dans son «Traité des Maladies mentales » et plus tard Sentoux qui signalent l'hypermnésie comme symptôme de la folie. Sentoux publie même de très curieux écrits d'aliénés (2).

En 1879, Luys parle des personnes qui, ayant reçu une excellente éducation, profèrent néanmoins des paroles grossières dans des accès d'excitation cérébrale (3). On sait que ce symptôme a été observé dans la manie.

En 1887, paraît l'excellente thèse de M. Baret sur « l'Etat de la mémoire dans les vésanies ». Il conclut naturellement à l'exaltation de la mémoire dans la manie et dans la folie circulaire, mais encore il note cette exaltation jusqu'à un certain point dans le délire des persécutions et dans les folies lucides. Pour lui, la connaissance de ces faits est capitale. Puisqu'en effet la conservation ou l'exaltation de la mémoire existent habituellement dans les vésanies, si au contraire on trouve de l'amnésie, cela pourra suffire à trancher un diagnostic hésitant : on devra, en effet, penser dans le cas d'amnésie, à une folie symptomatique d'une lésion organique, d'une infection, d'une intoxication, d'une névrose, ou d'une diathèse.

Enfin tout récemment, M. Enrico Morselli dit de l'hypermnésie « qu'elle est très rare dans la folie quand on entend par là le pouvoir de rappeler les souvenirs plus vifs et plus exacts ou de conservation plus complète et permanente de toutes les perceptions... Mais puisque le souvenir, ajoute-t-il plus loin, consiste essentiellement dans la comparution du phénomène de la perception devant la conscience sous

(1) Morel, *Etudes cliniques*, etc., t. II, p. 488.

(2) Sentoux, *De la surexcitation des facultés intellectuelles dans la folie.*

(3) J. Luys, *Le cerveau et ses fonctions.*

forme d'image, nous pouvons considérer comme effet d'hypermnésie, ou comme véritable surexcitation de la faculté reproductrice des images, tout phénomène de simple et élémentaire hallucination (1) ». Il est vrai que M. Morselli fait ensuite remarquer « qu'il est assez rare que le trouble évocatif de l'hallucination soit purement affaire de mémoire : il tend par les lois de l'association des idées à devenir fantastique, c'est-à-dire à combiner les images sous une forme nouvelle, inusitée et bien souvent incongrue : c'est de là que provient le mélange presque constant des éléments paramnésiques avec les éléments hypermnésiques dans le phénomène de l'hallucination. Ainsi, l'hallucination se contraint de passer de la mémoire, dans la sphère plus complexe de l'imagination et plus exactement de la fantaisie (2). »

Notre maître M. Régis a également insisté sur ce symptôme important de la manie. « La mémoire, a-t-il écrit, est non moins surexcitée (hypermnésie); elle l'est quelquefois à tel point que tous les souvenirs, même ceux qui paraissent les plus oubliés, se reproduisent en foule, et qu'on voit les malades réciter de longues tirades d'auteurs classiques, faire dans toutes les langues et dans toutes les sciences, les citations les plus exactes et les plus justes, indiquer des noms, des dates et des chiffres avec la précision la plus surprenante; en un mot, étaler en détail, et sans en perdre aucune, toutes les notions, petites ou grandes, qu'ils ont acquises depuis leur naissance (3). »

C'est enfin M. Régis qui a publié dans l'*Encéphale*, l'observation la plus curieuse d'hypermnésie dans l'excitation maniaque que nous connaissions. Elle laisse loin derrière elle les cas classiques que nous avons cru devoir rapporter jusqu'ici. Il s'agit d'un jeune homme de trente ans, *tailleur*

(1) Enrico Morselli, *Manuale di semejotica delle malattie mentalli* t. II, p. 780.

(2) Enrico Morselli, *Op. cit.* p. 780.

(3) Régis, *Manuel pratique de médecine mentale*, 2e édition.

de profession, qui entra à Sainte-Anne avec le diagnostic d'excitation maniaque accompagnée de délire ambitieux.

Ce malade n'avait reçu qu'une instruction des plus rudimentaires; mais, sous l'empire de sa folie, il se mit à écrire des lettres, des mémoires, des vers dans lesquels nous retrouverons trace de l'exaltation étonnante de sa mémoire.

« Le fait le plus remarquable, sous ce rapport, dit M. Régis, est le suivant : Quelques jours après son entrée à l'asile, le malade s'est mis à écrire l'histoire tout entière du siège de Paris pendant la dernière guerre, ainsi que celle de la Commune. Aucun fait n'y manque; les moindres détails, anedoctiques ou techniques, les noms des officiers ou des soldats qui se sont distingués ou ont été tués dans telle ou telle affaire, le nombre des troupes engagées dans telle autre, les forces respectives des combattants, les citations de proclamations, rien ne manque dans cet ouvrage que l'auteur a intitulé : *Mémoires d'un Vrai Parisien*. Or, pour écrire cette histoire si précise, si exacte jusque dans ses moindres détails, le malade n'a eu en main aucun livre, aucun document, ainsi que j'ai pu m'en assurer. *Tout* a été *écrit de mémoire*, et le fait est assez surprenant pour avoir provoqué l'étonnement de tous ceux qui ont pu lire ces pages, œuvre d'une mémoire surexcitée au plus haut degré [1]. »

Notre maître a bien voulu nous confier le précieux dossier des œuvres de ce malade. Aussi, suivant son exemple et celui de Sentoux, nous allons donner des extraits des écrits de l'aliéné. Ces écrits sont en effet des documents précieux qui en disent souvent davantage que l'observation la plus complète et la mieux précise. Ce sont des documents purement subjectifs qui, par conséquent, trahissent l'état mental du sujet de la façon la plus exacte et la plus intéressante.

Et, d'abord, extrayons quelques passages des *Memoires d'un Vrai Parisien*, dont aucun extrait n'a été encore publié:

[1] RÉGIS, *Les Aliénés peints par eux-mêmes.*

« ... Cette guerre était fatale. Depuis 1864 où la Prusse, de concert avec l'Autriche, prit le Danemark, et surtout, depuis 1866, où l'Allemagne du Nord battit l'Autriche dans plusieurs combats mémorables, il y avait en l'air une guerre contre la France dans l'esprit germanique. M. Thiers, avec son flair habituel, trouvait l'occasion bonne au moment de Sadowa, et, certes, son patriotisme l'inspirait bien. Seulement, la guerre du Mexique avait épuisé la France en hommes et en argent. Napoléon, malgré son énorme liste civile, s'endettait de plus en plus, et sur quels fonds prenait-il pour couvrir le déficit ? Sur le budget de l'armée, le plus précieux de tous, puisqu'il renfermait l'honneur de la France. A ce moment, on pouvait encore, moyennant une somme qui variait de 2 à 3.000 francs, s'exempter du service militaire. L'Etat fournissait un remplaçant qui, malheureusement, n'existait que dans les écritures. En réalité, l'argent était employé à couvrir les folies du souverain et de ses courtisans. C'est dans ces déplorables conditions que la guerre fut déclarée.

» La candidature Hohenzollern, invention magnifique du comte de Bismark, fut l'étincelle qui mit le feu aux poudres. M. Thiers eut beau déployer toute son éloquence en faveur de la paix, déclarant que les Allemands étaient beaucoup plus nombreux et mieux armés que nous, rien n'y fit ; il fut traité de trembleur et un député de la droite lui dit même ces paroles prophétiques : « Vous êtes la trompette (*sic*) des désastres de la France, allez à Coblentz ». Le maréchal Lebœuf, avant de partir à Metz remplir les fonctions de chef d'état-major général, avait déclaré du haut de la tribune du Corps Législatif, que tout était prêt, qu'il ne manquait pas un bouton de guêtre. M. Rouher, au Sénat, avait dit qu'on pouvait compter sur Dieu et sur le courage de l'armée pour faire triompher l'épée de la France. Le chauvinisme s'empara des esprits. M. de Girardin fit chanter la *Marseillaise* à l'Opéra, par Marie Sass, et dit dans son journal qu'il fallait repousser les Prussiens dans le Rhin à coups de crosse de fusil dans le dos.

» Des corps de francs-tireurs se formèrent, les engagements volontaires pour l'armée active atteignirent un chiffre très respectable. Hélas ! tout cela n'empêcha pas le malheur de fondre sur la Patrie. Dieu ne protégeait plus la France !

» Quinze jours après, le corps du général Abel Douai était écrasé à

Wissembourg ; son chef se fit tuer de désespoir. Frossard, à Spikeren, éprouvait un échec très sérieux. Mac-Mahon, le brave, voulant à tout prix sauver l'honneur du pays, accourut au secours du général Douai. Avec 33.000 hommes, il lutta toute une journée contre des forces quatre fois supérieures. L'héroïque charge des cuirassiers de Reischoffen effacera le souvenir de celle du Mont-Saint-Jean, à Waterloo. Quand Mac-Mahon, fou de douleur, son habit criblé de balles, s'arrêta à Nancy, on lui demanda ce qu'étaient devenus les cuirassiers : « Il n'y en a plus, répondit-il. »

A ce récit rapide des premiers événements de la guerre, que ne désavouerait peut-être pas plus d'un historien sensé, ajoutons un nouvel extrait de l'œuvre de notre maniaque, extrait concernant les préliminaires du traité de Francfort :

« Le 8 février, tous les députés se réunirent donc à Bordeaux, et après avoir nommé président l'honorable M. Grévy, confièrent à M. Thiers, avec le titre de Président du Conseil des Ministres, chef du Pouvoir Exécutif de la République Française, le soin de débattre, avec M. de Bismark, les conditions de la paix. Quelques députés de l'extrême-gauche voulaient la guerre quand même ; ils ne furent heureusement pas écoutés.

» M. Thiers partit donc pour Versailles, conférer avec l'Empereur d'Allemagne, récemment couronné dans la chapelle du château, M. de Bismark, nommé prince, grâce à ses succès, et le maréchal de Moltke. Pauvre M. Thiers ! Quelle mission pour lui, partisan de la paix sept mois avant, pour lui, dont la juste fierté s'était abaissée jusqu'à demander à l'étranger des secours qu'il n'obtint pas. Son patriotisme sans égal lui fit accepter ce douloureux sacrifice. Il déploya là une diplomatie digne de Talleyrand. Mais que faire devant un ennemi qui vous tient complètement en sa possession... Pour conserver Belfort, que Denfert-Rochereau défendait toujours, M. Thiers dut prier, supplier le vainqueur. Bismark céda enfin, nous conservâmes cette place forte, qui avait si bien mérité de rester terre française. Toute l'Alsace et Metz, dans un rayon de trois lieues environ, furent allemandes. La gloire de Louis XIV fut effacée par la honte de Napoléon, car on ne peut rendre la République responsable d'une guerre entreprise dans un intérêt dynastique. »

Tout serait à citer dans ces « Mémoires » et vraiment on en a publié, émanant d'hommes sensés, qui sont loin de valoir ceux qu'à écrits un pauvre fou dans sa cellule, sans le secours de nul dictionnaire, rien qu'avec les ressources de sa mémoire surexcitée. Nous aurions pu sans doute prendre des passages plus caractéristiques au point de vue exactitude des souvenirs, en choisissant les endroits hérissés de dates et de chiffres. Mais, qu'on nous pardonne, les écrits de notre malade, du moins les *Mémoires d'un Vrai Parisien*, ont été griffonnés au crayon, sans aucune rature certes, mais le temps a effacé en partie les traits du crayon, et la lecture en est des plus pénibles. L'écriture, du reste, montre la rapidité de la pensée chez le malade : aucune rature, avons-nous dit, et il semble que la main ne pouvait suffire à transcrire les impressions sans cesse renouvelées, qui affluaient à la conscience.

Voici encore de lui un morceau caractéristique en ce qui concerne la mémoire. Nous avons devant nous l'original de cette curieuse déclamation que M. Régis a, du reste, déjà publiée :

« L'Heure est enfin venue !

» Gambetta, le chef du parti républicain, tombe écrasé sous le poids de ses propres fautes. L'homme providentiel, en qui la démocratie avait mis toute sa confiance, est renversé par ceux-là même dont il attendait justement le concours. Mystère de la Providence, qui fait que les fortunes les mieux assises s'écroulent en un instant. Cette chute est une leçon à méditer pour tous.

» Après avoir plongé la France dans un abîme beaucoup plus profond que celui creusé par Napoléon III, après avoir fait verser inutilement le sang de nos pauvres soldats, Gambetta, à sa seconde chute, laisse la France dans l'état le plus triste qu'il soit possible d'imaginer. L'armée, notre plus cher souci, le ministre de la guerre ne peut la nourrir ; la marine, puissante, mais inoccupée, malgré la bonne volonté de ses officiers, ne fait rien, même pour la gloire de la patrie. La magistrature est menacée de perdre complètement son indépendance. La religion est persécutée de tous côtés. La finance, ô honte ! est tellement bouleversée, que les crises les plus effroyables sont à craindre.

» En présence des maux qui accablent notre cher pays et devant l'Allemagne qui nous guette, je crois que le devoir d'un homme de cœur est de dire : *Assez !* et, dès aujourd'hui, moi, royaliste convaincu, j'entre carrément dans la vie politique, n'ayant qu'un seul but, qu'un seul désir : le retour au bien et à la prospérité de la France. — 22 janvier 1882. Louis-Adolphe Bur... »

Ce morceau qu'on vient de lire est peut-être une proclamation lue jadis par le malade et transcrite plus ou moins textuellement par lui. Il est plus probable de supposer qu'il en est l'auteur. Qu'on relise soigneusement cette prose enflammée; on y trouvera plus d'un cliché cher aux journalistes. Le malade qui, comme tout bon Parisien, lit chaque jour son journal, a collectionné à son insu ces expressions. Il les retrouve sous l'empire de son exaltation, et si, nous le répétons, il ne s'agit pas d'une citation presque textuelle, ce qui est possible, nous pensons néanmoins que l'habit d'arlequin qu'il a fabriqué, en cousant, en habile tailleur, les expressions banales qu'on a pu remarquer, est par lui-même une jolie preuve de l'exaltation de la mémoire. Qu'on n'oublie pas surtout que nous avons affaire à un homme qui n'a reçu qu'une instruction insuffisante.

Son auto-biographie, si elle n'est pas fantaisiste, témoigne encore de la parfaite exactitude de ses souvenirs. Nous n'en citerons qu'un fragment très court renvoyant le lecteur au travail de notre maître M. Régis qui l'a publiée en entier.

« Je suis né le 23 mai 1851, écrivit-il à son entrée à Sainte-Anne, de parents peu aisés et déjà d'un certain âge. Mon père né à Mayence en 1799, est arrivé à Paris à dix-neuf ans pour exercer son métier de tailleur. Ma mère est Parisienne. Je n'ai pas connu mon grand-père maternel. Ma grand'mère s'occupait à restaurer des tableaux de prix, et pour cela, elle allait souvent dans les châteaux, dans le meilleur monde. Elle se maria en 1829, à dix-huit ans et demi.

.. » Mon père s'établit presque aussitôt, eut huit enfants. nous sommes restés sept, moi le dernier. Par suite des troubles de 1848, mes parents eurent bien des soucis dont je reçus certainement le contre-coup, car leur santé avait été atteinte par les crises d'alors. A cause de cela, et aussi de leur âge, j'étais faible de constitution, mais nullement maladif. Ma mère avait un tempérament très nerveux doat j'ai hérité. Mon père, fatigué de son travail était sujet à des tristesses provenant de leur situation peu fortunée. J'ai hérité de lui du calme, du sang-froid inhérent au caractère allemand, et de ma mère d'une grande promptitude de jugement, et de beaucoup de franchise et d'honnêteté. Ce sont les seules choses qu'ils ont pu me donner en naisssant, mais je m'en contente.

» A sept ans, j'ai été en pension, déjà fort avancé pour mon âge ; j'y suis resté jusqu'à douze ans et trois mois, ayant appris tout ce qu'il est possible d'apprendre pendant ce temps, sauf les langues étrangères, la musique, le dessin et la gymnastique.

» En sortant de pension, je suis entré chez mon beau-frère apprendre le métier de mon père pour reprendre plus tard la maison qu'il avait créée. Là, je n'étais pas dans mon milieu, aussi je perdis bien vite ce que j'avais appris. J'étais traité assez durement, on n'était pas satisfait de moi, on me fit plus d'une fois des reproches, mais enfin je pris le dessus, et, quand éclata la guerre de 1870, je conduisis seul la maison de mon beau-frère pendant six mois.

» Je suis arrivé ainsi jusqu'à vingt-quatre ans et demi, époque à laquelle ayant peu d'agrément à la maison, et ayant été malade l'été précédent, je désirai me marier. J'avais déjà eu quelques occasions que j'avais refusées parce qu'elles ne me convenaient pas. »

On remarquera dans ce court fragment la précision des renseignements, les citations de dates. A coup sûr il est impossible de contrôler, mais étant donné le tour de force exécuté par ce maniaque dans les «Mémoires d'un Vrai Parisien », nous n'avons aucune raison de suspecter ici l'exactitude de ses souvenirs. Dans le reste de cette biographie le malade fait allusion à un tas de faits qui, s'ils sont exacts, témoignent eux aussi de la merveilleuse exaltation de sa mémoire.

Ce malade devint aussi poète par le fait de son excitation maniaque. Un gros volume serait nécessaire pour publier le travail complet de ses œuvres en vers, ce qui, du reste, serait sans grand intérêt. Mais nous croyons utile pour les besoins de notre cause d'en citer quelques extraits :

A UN BLOND

Pour Gaston, mon neveu. L. de S.

Tu as de grands yeux bleus, et une jolie taille
Mon brillant cavalier.
Tu dois aimer la table
Le bon vin et le jeu. Une ronde futaille
Doit te réjouir la vue.
Fi de l'eau détestable
C'est bon pour se baigner.
Et que dis-tu des filles ?
Gaston, quel est ton goût ?
Préfères-tu la blonde
Au regard langoureux, qui séduit tout le monde
Par ses yeux étonnés, par son regard moqueur,
Notre mère Eve enfin.
Que dis-tu des yeux bruns ?
Pour moi c'est plus vivant.
Du reste, pour chacun
Il en est ici-bas.
Je crois que tu abuses
De ce sexe enchanteur.
Es-tu enfant des Muses
A tes moments perdus ?
Dis-moi donc, cher ami, ton goût sur la cuisine
Tu t'y connais bien sûr.

Aimes-tu le Barsac
Pétillant, délicat?
Une poularde fine
Bien truffée, bien rôtie, ne doit pas te déplaire
Tu dois aimer l'orgie, tu dois jouer au bac,
Comme un vrai grand seigneur.
Et les joyeux festins
Où la femme.est grisée, et de vin et d'amour,
Qui vont depuis minuit jusqu'au lever du jour,
Quand tu sens près de toi les cheveux d'une femme,
Quand tu vois ses bras blancs, et son sein qui palpite,
Quand, sur toi, éperdue, elle jette un regard
Langoureux, enivrant, ah! dis-moi, sybarite,
Si un bonheur pareil est fait pour notre terre.
D'un mot, d'un seul regard, elle a donné son âme,
Car tu l'as subjuguée, Gaston, par la franchise
Tu as fait d'une enfant une femme soumise,
Tu as gagné son cœur.
Seulement patience.
Il faut la mériter. Elle a nom Léonie
Attends encore deux ans. Je te garde une amie.

Comte Louis de SUÉDENBORG.

17 avril 1882.

A cette pièce d'un goût douteux faisons succéder ces vers écrits par le malade qui se figure avoir remplacé Auguste Barbier à l'Académie Française :

L'Immortel qu'aujourd'hui pour longtemps je remplace
Notre pauvre Barbier, prosateur et poète
Fut un grand écrivain, consciencieux et honnête,
Dont les œuvres portaient, en laissant une trace,
En marquant une étape en avant du progrès.
Son morceau capital, qui suffit à sa gloire,
Ce roman inspiré, ô gigantesque histoire,

Sa Jeanne d'Arc enfin, sublime de puissance,
M'avait électrisé. Là son intelligence
Etait surexcitée, il voyait Dieu. Après,
Il ne conçut plus rien. Sa tâche était bien faite.
Les voix ne parlaient plus. Jeanne d'Arc est parfaite.

Nous trouvons encore dans les œuvres de Bur... un fragment qui a pour titre : *Histoire de France depuis 430 jusqu'en 1871.* Ce fragment, malheureusement, ne comprend que les rois de la première race, mais comme il a été écrit sans l'aide d'aucune note il nous semble être le fait d'une mémoire dont l'exaltation tourne au prodige. Nous avons en effet affaire à un homme ignorant qui n'a probablement plus étudié l'histoire depuis sa sortie de l'école ; or il a pu écrire la succession des premiers rois de France avec les dates des avénements, des principales batailles et des faits les plus marquants de leurs règnes : nous avons soigneusement vérifié l'exactitude de cette chronique qui est exempte de toute erreur.

Enfin, dans la partie qui touche spécialement au délire des grandeurs le malade fait preuve d'une véritable hypermnésie des noms. Nous ne citerons aucun passage de ses lettres aux divers ministres. Nous renvoyons encore une fois à la publication de M. Régis. On verra de quelle abondance de noms et de faits il entoure ses élucubrations fantaisistes. Les nombreux rapports qu'il écrivait chaque jour sur l'armée, la marine, la marine marchande, les colonies, etc., etc., montrent une variété de connaissances à coup sûr banales, résultat d'une lecture assidue des journaux, mais extrêmement intéressante au point de vue de l'abondance et de la netteté des souvenirs. Il a dressé une liste de noms très curieuse que nous ne publierons pas à cause de la monotonie qui s'en émane. Il s'agit pour le malade d'une *Liste des condamnés à livrer le samedi 13 mars à trois heures du matin, au capitaine commandant Charles Chauvin par le directeur de l'Asile Saint-Anne, Jean-*

Alexandre Bur...[1], *prince de la Tour d'Auvergne, général des Jésuites*. Cette liste qui contient un grand nombre de noms écrits à la suite les uns des autres montre avec quelle rapidité ceux-ci s'évoquaient et apparaissaient à la conscience. Que quelqu'un essaye d'écrire une centaine de noms appartenant à la magistrature, à l'armée, etc., il verra quelle difficulté il éprouvera bientôt à se rappeler les plus connus.

Nous allons encore retrouver l'exaltation de la mémoire dans cette variété de manie raisonnante de Falret qui porte le nom de *folie morale*. « La mémoire, a dit cet auteur, est surexcitée comme les autres facultés. Les idées anciennes se présentent en foule à leur esprit et les malades s'étonnent eux-mêmes de la facilité avec laquelle ils retrouvent des souvenirs multipliés relatifs à des faits souvent insignifiants qu'ils croyaient depuis longtemps effacés de leur mémoire. Ils se rappellent de longues tirades des auteurs classiques qu'ils avaient apprises dans leur enfance et dont ils n'auraient pu retrouver que des fragments isolés avant leur maladie. Ils composent des discours, des poésies. Ils parlent et écrivent sans cesse et souvent avec une variété de termes et un bonheur d'expressions qu'il n'aurait pas eus à l'état normal. Ils causent ainsi sans interruption et racontent des histoires interminables, et en même temps ils se livrent aux actes les plus bizarres et les plus excentriques [2].

Le docteur Campagne, dans son « Traité de la Manie raisonnante » signale, du reste, la mémoire sûre et brillante comme un symptôme que présentent les personnes destinées à devenir des maniaques raisonnants « tandis que la réflexion, le bon sens restent, sinon à l'état rudimentaire, du moins dans un état de faiblesse relative, qui ne tarde pas à se montrer avec évidence. »

M. Régis a publié dans « l'Encéphale » une très curieuse

(1) C'est du malade lui-même qu'il s'agit.

(2) Falret, Discussion sur la folie raisonnante (*Société médico-psychologique*).

biographie écrite par un malade qu'on peut, dit-il, considérer comme « un des types de cette variété d'aliénation mentale ». Cette auto-biographie est en partie double. Il y a en effet l'histoire de son incarnation pathologique, œuvre de fantaisie, et celle de sa vie réelle, œuvre de mémoire. Assurément, la première, l'œuvre de fantaisie, est aussi une preuve évidente de l'exaltation de la mémoire d'un individu peu instruit (il avait été berger) qui retrouve dans son esprit excité par la folie assez de souvenirs emmaganisés pour écrire un roman, mais la seconde se rattache davantage à ce que les auteurs ont plus spécialement décrit sous le nom d'hypermnésies. Cette double biographie ayant déjà été publiée par notre maître, nous n'en détacherons qu'un court passage destiné à montrer la précision merveilleuse (si elle n'est pas seulement apparente) des souvenirs de ce fou raisonnant.

« En 1842, le 15 avril, Mlle Berthe Duluc, ouvrière en linge, non mariée, mit au monde un enfant mâle qui, reconnu par son père naturel, fut baptisé sous les noms de Larcé, Jules-Frédéric. Son père naturel était Adolphe Larcé, fils naturel de Mme veuve Faur de la Rivière. Peu de temps après la naissance de son fils ou peut-être bien avant, s'étant compromis à Paris par quelques libelles politiques, il alla habiter Epernay sous le nom d'Adolphe Faur, et exerça la profession de peintre. Berthe Duluc mourut en 1846. Jules Larcé fut conduit chez son père qui, à cette époque, habitait Avenay.

» De 1846 à 1855, Larcé habita successivement les villages d'Averay, d'Ambomay et de Condé. Abandonné à lui-même, il vécut en vagabond et vola.

» En février 1855, il fut condamné pour vol à treize mois de prison par le tribunal correctionnel d'Epernay, lequel lui fit l'application de l'article 67 du Code pénal.

» En octobre 1856, il fut condamné, pour vol et escroquerie, à un an de prison par le tribunal correctionnel de Reims, qui lui fit aussi l'application de l'article 67.

» En octobre 1857, Larcé, sur l'intelligence de qui la prison semble avoir eu une influence périclitive, fut considéré, par le tribunal de Châlons-sur Marne, pour les délits de vagabondage et de mendicité, comme ayant agi sans discernement, acquitté du jugement et envoyé dans une maison de correction jusqu'à l'âge de dix-huit ans. En ce cas, c'est l'article 66 qui lui fut appliqué.

» En 1859, il fut mis en liberté provisoire chez un cultivateur d'un village de l'Aube, le sieur Poussain (Eugène) qui l'employa comme berger jusqu'à sa libération, 15 avril 1860. Vers le commencement de cette année-là, Larcé, dont le père s'était fait appeler Adolphe Faur, reçut par l'intermédiaire de M. Poussain, son maître, avis qu'il lui serait servi une rente annuelle de 4.000 francs, mais il n'en toucha pas un centime, cette rente étant destinée à son cousin Faur de la Rivière. A sa libération, Larcé alla servir comme berger chez Mme veuve Pichel, à Chaumont, puis à Trannes (Aube), chez M. Fabre, fermier du maire de la localité. »

Et cela continue pendant des pages, ce récit dans lequel des événements vrais sont mêlés à des histoires extravagantes. M. Régis nous a confié les œuvres de Larcé, dont il a du reste publié la liste dans « l'Encéphale », liste de fragments qui devaient constituer un ouvrage ayant pour titre : *Philosophie Naturelle*, dans lequel entre autres choses intéressantes le malade expose sa théorie des hallucinations dont a déjà parlé M. Régis. « Larcé admet que la Pensée, la Réflexion, les Idées sont susceptibles de se propager à la manière des ondes, par un phénomène purement physique d'où sa théorie des hallucinations d'après laquelle l'halluciné voit et entend des objets vus par un autre individu avec qui il est en *corrélation inductive*, c'est-à-dire en communication psychique à distance.

Nous citerons encore à titre de curiosité sa définition de la paralysie générale : « *La paralysie générale est une affection névro-polyamique ordinairement à localisations centrales variables, consécutives quant aux effets intellecto-pathologiques, presque toujours précédée de délire et accompagnée de démence, qui ne sort jamais du caractère général de l'individu, que le délire expose à nu.* »

Et ce début de la « *Théorie des inductions* » :

Ite, ite semper...

Tout corps qui se meut dans un milieu quelconque, le déplace en vertu de l'impénétrabilité de la matière...

L'Infini lui-même a deux limites : l'infinimentpetit, absolu comme point de départ, comme premier terme activo-négatif d'une progression croissante qui conduit à la seconde limite de l'Infini ; l'infiniment grand, toujours relatif parce qu'on peut toujours y ajouter un terme, c'est-à-dire qu'il est susceptible d'un + non déterminable quant au nombre de fois qu'il peut être ajouté. Progression dont la raison se nomme loi du moindre effort, etc., etc.

Si nous passons maintenant des diverses catégories de maniaques aux malades atteints de *folie circulaire* ou *folie à double forme*, nous retrouverons dans les périodes d'excitation traversées par ces malades tous les caractères de l'excitation maniaque, de la *furor* des anciens auteurs, et entre autres symptômes l'exaltation de la mémoire. Le professeur Ball a publié dans ses « Cliniques de l'Asile Sainte-Anne 1887 » une très curieuse observation d'exaltation de la mémoire dans la folie circulaire. Nous emprunterons à la thèse de M. Baret le résumé de cette observation : « Une vieille demoiselle resta pendant trente ans à l'Asile de Charenton, atteinte de folie circulaire, servant ainsi de sujet d'observation et d'étonnement à plusieurs générations d'élèves. Le cycle durait six mois. Le stade dépressif s'annonçait par de la tristesse, atteignant bientôt la mélancolie et la stupeur, avec sitiophobie. Puis elle parcourait une période régressive et arrivait peu à peu à l'état normal. Sa mémoire, son intelligence étaient alors parfaites. Mais bientôt sa loquacité attirait l'attention; elle récitait ou déclamait des vers, rapportant de mémoire des centaines de pages en deux ou trois heures... Sa mémoire fut conservée jusqu'au dernier moment. »

N'ayant pas de documents inédits à publier sur la période d'excitation de la folie circulaire nous ne citerons pas d'autres exemples : du reste la ressemblance est absolue avec la manie et nous n'avons rien à ajouter à la science en ce point.

D'autres folies généralisées présentent-elles ces phénomènes d'hypermnésie que la plupart des auteurs n'ont décrit que dans l'excitation maniaque. Cela est hors de doute aujourd'hui. Guainerio, au dire de Parchappe, a connu un paysan de Pignerolles, incapable en l'état ordinaire de toute œuvre littéraire et n'ayant du reste reçu aucune éducation. Cet homme, atteint de mélancolie « composait des vers » à la période de pleine lune, perdait cette faculté au bout de deux jours pour ne la retrouver qu'à la pleine lune suivante. Pour Guainerio, du reste, la science n'étant que réminiscence et toutes les âmes étant égales, il était facile de concevoir l'influence d'un astre sur une âme qu'il gouvernait à son gré.

Une dame noble, d'après Lorry, voyait son intelligence se développer dans des accès de mélancolie et elle pouvait alors discourir avec éloquence sur les questions les plus difficiles.

A ces faits qu'on peut plus ou moins révoquer en doute, sinon au point de vue des symptômes, du moins au point de vue de la nature même de l'affection, nous ferons suivre l'observation suivante de Parchappe. Il s'agit d'une *mélancolique,* jeune femme d'un instituteur de campagne, qui « dans une lettre où fourmillent les fautes d'orthographe s'adresse ainsi à son mari » :

« Pourquoi le maître de l'univers ne m'a-t-il pas ouvert mon tombeau dans ma brillante jeunesse ? Pourquoi, dans ce même temps, ne m'a-t-il pas éloigné de toi, puisque tu ne m'aimais pas et que je fais ton malheur ? Pourquoi suis-je devenue mère ? Pour être malheureuse, plus que malheureuse, abandonner mes enfants qui me sont si chers... Pourquoi me hais-tu ? Quand je serais les pieds dans l'huile bouillante, je dirais encore : Je t'aime !... Pourquoi ne m'as-tu pas laissé mourir ? Tu serais heureux, et moi mes maux auraient été finis... Mes chers enfants, avec leurs jeux s'asseyeraient sur ma tombe. Je serais encore près d'eux ; je les entendrais encore dans le sombre tombeau, dire : Voilà notre mère !... (1) »

(1) Parcharppe, *Op. cit.*

La mémoire joue enfin un rôle important dans plusieurs folies systématisées, dans le délire des persécutions en particulier. Et, ainsi que le fait remarquer M. Baret, « elle serait plutôt exaltée, si l'on tient compte des nombreuses hallucinations qu'on observe dans cette maladie (1) ». Ce serait un point intéressant à étudier dans la pathologie mentale que chercher quelle part revient à la mémoire et quelle part à l'imagination dans les diverses hallucinations des aliénés.

La connaissance des faits que nous venons d'exposer « est des plus importantes pour le diagnostic des maladies mentales ; dans les formes vésaniques pures, la conservation ou l'exaltation de la mémoire est la règle. Quand on constate de l'amnésie, on doit s'attendre à être en présence d'une folie symptomatique, soit de lésions organiques ou vasculaires de l'encéphale, soit d'infection de l'organisme, soit d'une névrose, soit d'une diathèse (2). »

La proposition précédente est-elle absolument exacte et ne peut-il y avoir exaltation de la mémoire dans les folies organiques, dans les formes *secondaires* d'aliénation mentale ? C'est ce que nous allons chercher à montrer par quelques exemples.

Falret avait déjà considéré la période prodromique de la paralysie générale comme une variété de manie raisonnante et Marcé l'avait attaché à la forme expansive de cette paralysie générale. Mais c'est notre maître M. Régis qui, le premier, a fait une étude complète de cette phase de début à laquelle il a donné le nom de période de *dynamie fonctionnelle,* mot heureux qui a fait fortune.

Ces phénomènes dynamiques sont dus à l'irritation cérébrale qui accompagne l'installation première de la lésion. Aussi, ne doit-on voir aucune impossibilité à ce qu'il se produise de l'hypermnésie, si la lésion se cantonne en un endroit spécial de l'écorce, siège d'images. M. Régis a

(1) Baret, *Op. cit.*
(2) Baret, *Op. cit.*

surabondamment démontré que l'hyperactivité pouvait, dans cette période prodromique de la paralysie générale, atteindre toutes les fonctions de l'organisme, « exaltation intellectuelle, exaltation des sentiments affectifs, des fonctions musculaire et locomotrice, des fonctions de reproduction, des besoins de nutrition, etc. (1). »

Cette période prodromique de la paralysie générale est tellement bien une période d'excitation qu'on a pu la confondre avec un des stades de la folie circulaire. Il y a là une question des plus intéressantes pour le médecin aliéniste ; disons tout de suite que l'erreur de diagnostic a été commise par les plus illustres d'entre eux. M. Régis a publié une observation de folie à double forme que Legrand du Saulle lui même diagnostiqua « *période initiale de démence paralytique.* »

D'où la nécessité de trouver un caractère différentiel pour le diagnostic ; ce caractère différentiel a été cherché dans les *antécédents du malade* (Foville), dans l'*existence des signes physiques de la paralysie générale* (Ritti), dans l'« *absurdité plus grande des idées chez le paralytique* » (Falret).

Notre maître M. Régis a victorieusement démontré, croyons-nous, que la différence entre le fou circulaire et le paralytique général au début existe seulement dans « les *manifestations morales et affectives*, dans la *nature même des sentiments.* »

Le paralytique général en effet est doux et humain ; ses sentiments généreux se sont accrus et il se sent pris d'un immense amour pour son semblable. Tout le monde au contraire a constaté la méchanceté des malades atteints de folie circulaire qui, au dire de Falret, sont les plus malveillants, les plus taquins, les plus querelleurs et les plus malfaisants de tous les aliénés. »

Nous ne faisons que signaler ici cette différence si impor-

(1) Régis, De la dynamie ou exaltation fonctionnelle au début de la paralysie générale progressive.

tante. On trouvera dans le travail de notre maître [1] deux observations, l'une de paralysie générale, l'autre de folie circulaire dans lesquelles on pourra vérifier très facilement cette divergence de sentiments. Tandis que le paralytique général « verse l'argent à pleines mains, veut adopter des petites filles pauvres » le fou circulaire « récrimine sans cesse, se plaint de tout et de tous ; sa nourriture est mauvaise, ses vêtements sont malpropres, sa cellule est un chenil... Il passe son temps à agacer les gardiens, à les provoquer, à les accabler de réclamations et d'injures, et leur rend ainsi la vie insupportable. L'œil à tout, l'oreille en éveil, il saisit avec une finesse et une promptitude incroyables les imperfections des hommes et des choses qui l'entourent et les juge avec la plus grande malignité; mais ses réflexions sont si caustiques, ses saillies si heureuses, ses épigrammes si spirituelles qu'elles excitent forcément le rire aux dépens de ceux qu'il raille avec tant d'entrain [2]. »

Cette importante question de diagnostic étant notée, nous pouvons maintenant donner des exemples de l'excitation des facultés intellectuelles chez les paralytiques généraux. On en trouve dans plusieurs auteurs; c'est ainsi que M. Parant a cité le cas d'un paralytique général, impotent, incapable de parler, qui a pu reconnaître son frère qu'il n'avait pas vu depuis trois ans, le bien accueillir en « prononçant cette seule parole : « Mon frère. »

Un autre malade de M. Parant, dont nous aurons à reparler à propos de la mémoire de fixation, « était un homme qui n'avait jamais brillé ni par le développement de la mémoire ni par l'application aux études littéraires. Il était à proprement parler un cancre de collège et était arrivé vaille que vaille au terme de ses classes. Or, au début de la paralysie générale, qui, par suite d'excès alcooliques, le frappa vers

(1) Régis, Note sur le diagnostic différentiel de la folie à double forme et de la paralysie générale progressive.

(2) Régis, *Op. cit.*

l'âge de quarante ans, il manifesta inopinément une mémoire excellente : il récitait, sans erreur, de longues tirades des auteurs classiques français, latins, voire même grecs. Il récitait surtout aussi les passages qu'il avait certainement appris, ou plutôt *qu'il avait entendus* au collége et dont il n'avait point, depuis lors, cherché à se souvenir. Pendant plus de vingt ans il en avait gardé la mémoire latente, mémoire qui renaissait en quelque sorte dans les prodromes de la maladie mentale. Mais cette manifestation curieuse dura peu de temps, elle disparut au cours de l'agitation maniaque qui avait obligé d'interner le malade (1). »

Nous avons enfin en notre possession les œuvres de plusieurs paralytiques généraux recueillies par M. Régis. On y retrouve la marque de cette exaltation des facultés intellectuelles et plus spécialement de la mémoire et de l'imagination.

L'un de ces malades *Chat*.., simple marchand de journaux, sans aucune instruction, a écrit, sous l'influence de sa folie une quantité de vers et de prose, même des morceaux de musique ; on y trouve trace de lectures anciennement faites dans les journaux qu'il vendait et aussi trace de tout ce qu'il avait vu ou entendu auparavant. A titre de documents nous donnerons quelques extraits de ses œuvres. Voici d'abord à chanter sur l'air des « Gueux » une pochade sur les surveillants de l'asile où Chat... était enfermé :

Refrain. Les surveillants
Sont de bons enfants
Pas du tout méchants
Vivent les surveillants !

1er *Couplet.* Si la toque vous condamne,
Qu'il faille pour vous guérir
A l'asile de Sainte-Anne (*sic*)
Allez gaiement sans frémir

(1) Parant, *La raison et la folie.*

2e couplet. Le matin l'on vous réveille
Quand le soleil vient vous voir.
On prend l'air ; on fait merveille
Ecoutez : vous allez voir

3e couplet. A six heures c'est la soupe
Aux lentilles, aux poireaux.
Chaque jour on vous la coupe
Par des légumes nouveaux.

4e couplet. Puis une petite miche
De pain frais, s'il n'est pas dur.
Mais petit coq n'est pas chiche
De picoter sur un mur, etc.

Puis un fragment d'une chanson patriotique « La Citoyenne » sur l'air de la « Plébéienne ».

L'air fatigué, les traits flétris
Par le travail et non par l'âge
Cette ombre aux angles amaigris,
De l'exploitation c'est l'ouvrage ;
Lasse d'entendre ses enfants,
En vain demander de la soupe
Un jour elle se met en groupe
Et se lève en grinçant des dents !

Refrain. Découvrez-vous : voici la citoyenne
Fille du Peuple et de l'Humanité
Honneur, respect, place à la Plébéienne
Place au soleil de la Fraternité

Suivent cinq autres couplets.

A citer aussi cette première strophe d'une cantate « Ami Soleil ».

Il roule au sein des immenses espaces
Dévorant tout de ses rayons de feu
Marquant le siècle en ses brûlantes traces.
Il est la torche et le flambeau des Dieux,
Il est l'amour la vie et la lumière
Il dicte une ardente prière
A notre belle humanité
En l'honneur de la liberté.
Soleil, je t'adore
Depuis l'aurore
Jusqu'à ton coucher vermeil
Ami soleil

Puis quelques vers d'une bluette :

Oiseaux pillards
Vantards
Bavards
Accourez : votre table est prête
Voici du pain
Du grain !
Enfin
Pour vous c'est aujourd'hui la fête.
Puis des gâteaux
Tout chauds
Bien gros
Et de l'eau pure de la source.
Chantez petits
Gentils
Vos nids
Et votre talent à la course.
. . . .
. . . .
O les méchants
Les chants
Touchants
Se taisent. La bande s'envole.
Oiseaux, adieu..., etc.

Et ce bizarre fragment ayant pour titre : « Le Pompier ».

Ah ! polisson de Labruyère !
Labruyère, c'est un pompier
Qu'en ma qualité d'cuisinière
Je me payais dès l'an dernier.
Il m'fait des traits avec Justine.
Cré nom. Si j'les pince tous les deux,
A lui-même, à cette coquine
J'leur arracherai les deux yeux.

Détachons encore ce premier couplet d'une chanson populaire : « Pas d'erreur ».

Tiens v'là Germain. Bonjour ma vieille,
Je suis bien aise de te voir ;
Viens prendre part d'une bouteille,
Dont je veux régaler ce soir.
T'as pas le sou ? Moi, ma poche est pleine ;
Et toi, quand t'as fait une aubaine,
Est-c'que de régaler t'fait peur,
Allons, Germain, une rasade,
Quant au compte d'la limonade
C'est déjà fait et pas d'erreur.

Nous donnerons maintenant un des chefs-d'œuvre de Chat... La chanson (c'est encore une chanson) qu'on va lire, n'est-elle pas, en effet, un véritable chef-d'œuvre, si l'on songe que son auteur est un homme d'instruction nulle et n'ayant jamais écrit avant les premières atteintes de sa maladie :

Ça vient tout seul sans y penser

C'est pas la fortune qui me gêne
Ni la scienc'qui m'rend orgueilleux ;
J'n'ai rien qu'un bon champ qu'avec peu
J'cultiv' comm' ont fait nos aïeux.

Or, dans mon bien (Dieu leur pardonne !)
J'ai vu des p'tits rôdeurs tantôt
Qui v'naient, p' et' ben un peu trop tôt,
Voir si la récolte était bonne.
Mais pourquoi m'en embarrasser ?
De grains mûris mon champ regorge ;
Allez enfants, chipez mon orge !
Ça vient tout seul sans y penser.

* * *

Quand j'suis auprès de Marguerite
Que j'aim' et dont j'suis payé de r'tour
Je sens mon cœur battre plus vite,
Et j'ose pas lui dir' mon amour.
Je me sens des frissons tout drôles,
J'voudrais parler et j'reste coi,
Marguerite voyant mon émoi
M'dit en haussant les épaules ;
« Mais pourquoi donc t'embarrasser ?
» Parler d'amour est douce chose !
» Un peu de courage et puis l'on ose ;
» Ça vient tout seul sans y penser. »

* * *

Un jour que la patrie en larmes
Devant ses enn'mis triomphants,
Dans un suprême appel aux armes
Voulut réunir ses enfants,
Comm'les aut's j'ai quitté le village.
Bon Dieu ! moi qui m'croyais poltron,
V'la t'y qu'au premier coup de canon
J'sens le cœur battre et qu'ça met en rage.
Alors pourquoi m'embarrasser ?
D'parler d'guerre, oui ça m'indispose,
Mais la valeur, comm'autre chose,
Ça vient tout seul sans y penser.

*
* *

J'suis resté seul ; les morts vont vite !
Là haut les vieux ont émigré.
Demain j'amène Marguerite
Devant l' maire et le curé.
Et puis, à la saison prochaine,
Faudra s'émoustiller un brin
Afin de trouver un parrain
Accompagné d'une marraine.
Mais pourquoi donc m'embarrasser
Pour un bébé tout frais, tout rose ?
J'espère bien doubler la dose :
Ça vient tout seul sans y penser.

*
* *

Des gens à qui tout fait de la peine
Dis'nt, avec des airs mécontents,
Qu'j'ai tort d'user ma vie en graine
Et qu'j'aurai pas toujours vingt ans.
Eh quoi ! j'ai tort d'aimer tout l'monde,
De m' donner tout l'bonheur que j'puis,
Et de préférer à l'eau des puits
Le vin de ma vigne féconde.
Laissons-les donc s'embarrasser ;
Bien plus tard viendra la vieillesse ;
Nous avons le temps d'y penser.

Paris, 26 juin 1881.

H. CHAT...

Et l'auteur donne « à la Société des auteurs et compositeurs de musique » (*sic*) l'autorisation pour traiter avec un éditeur, à raison de cent cinquante francs pour les paroles et la musique ; nous n'avons, du reste, pas trouvé trace de celle-là dans les œuvres de ce malade.

Quelques fragments des poésies de ce paralytique général

paraissent même, nous a-t-il semblé, imités de certains auteurs contemporains. Ainsi les quelques vers qui suivent, par leur laisser-aller, leur allure « bon enfant », sont évidemment inspirés par la lecture d'un de nos poètes les plus populaires; on n'aura aucune peine à reconnaître de qui nous voulons parler après la lecture de cette strophe tirée de « Mimi », bluette :

Bonjour Mimi, te voilà fraîche
Et rose autant que cette pêche.
Sous le chèvrefeuille odorant,
Avec Jeanne et mon vieux parent,
Nous irons déjeuner à l'aise
Seulement servis par Thérèse.

. . . .

Nous ne citerons pas, de peur de monotonie, d'autres exemples d'hypermnésies dans la folie que celle-ci, soit, du reste, générale ou partielle, vésanique ou organique; nous verrons tout à l'heure quelles conclusions on peut tirer des quelques faits que nous avons transcrits. Mais nous devons nous occuper maintenant de la mémoire de fixation et chercher à savoir ce qu'elle devient dans la folie, si elle s'exalte ou si elle disparaît.

Disons tout de suite qu'elle est conservée. C'est là un point des plus importants et qui domine absolument toute la pathologie mentale. Notre maître, M. Régis, nous a appris dans ses leçons quelle différence existait entre un délire toxique et un délire vésanique : après le délire toxique, l'amnésie est de règle; après le délire vésanique, il y a souvenir. On voit quelle importance on peut tirer de ce fait pour un diagnostic et un pronostic. A quoi bon, en effet, faire enfermer un homme atteint d'excitation maniaque, si cette excitation est due à une cause toxique qu'on peut faire disparaître ? Nous avons vu, cette année, un fait de ce genre particulièrement remarquable qu'on peut lire en détail dans la thèse de notre collègue et ami le docteur Pichon.

On sait que l'amnésie est encore de règle après les délires hystériques. Outre l'importance qu'a ce fait au point de vue du diagnostic, il est encore un argument sérieux en faveur de la théorie qui veut faire de l'hystérie le résultat d'une auto (ou extra) intoxication.

La persistance de la mémoire de fixation chez les aliénés est connue depuis longtemps, mais ce n'est qu'à une date relativement récente qu'on a constaté l'amnésie consécutive aux délires toxiques.

Morel a dit : « Que de fois, dans la période de convalescence, n'a-t-on pas à lutter contre les interprétations que les malades déduisent des paroles que vous leur avez adressées, même dans le plus fort de leur délire. Ils se rappellent non seulement ce que vous leur avez dit, mais ils fixent votre attention sur les faits les plus insignifiants que vous pourriez croire effacés de leur mémoire. Cette indication est précieuse pour le traitement moral de la folie [1]. »

Cette persistance de la mémoire *active* existe également dans les folies organiques. M. Parant en a cité un exemple remarquablement net chez un paralytique général dont nous avons déjà parlé. Ce malade demanda un jour à quelle époque on pourrait le mettre en liberté, éternelle question d'un grand nombre d'aliénés. Au hasard, on lui répondit dans « *six mois* ». Six mois après, *au jour exact*, il rappela au médecin la promesse qui lui avait été faite. Et pourtant, au dire de M. Parant, sa démence avait progressé et il ne s'occupa plus d'obtenir satisfaction.

Sans citer d'autres exemples, ce qui serait facile, n'oubliant pas que notre travail n'est pas seulement psychologique, mais aussi médical, nous avons le devoir de nous demander quelles considérations pratiques se déduisent de tout ce que nous venons de dire relativement à la persistance de la mémoire chez les aliénés. Il en résulte, tout d'abord, qu'on devra prendre des précautions minutieuses et ne rien dire

(1) Morel, *Traité des maladies mentales.*

devant les malades qui puissent plus tard les tourmenter; c'est là non seulement une question de thérapeutique, mais encore de déontologie médicale et d'humanité.

Il en résulte, en second lieu, des considérations médico-légales. Tous les médecins aliénistes connaissent la fameuse affaire *Sagrera* dans laquelle la persistance de la mémoire, et ici par mémoire nous voulons dire aussi bien mémoire passive que mémoire active, fit considérer une aliénée comme saine d'esprit par des juges et condamner des médecins.

Lasègue cite l'exemple d'un fou qui put obtenir, sans expertise médico-légale, sa sortie d'un asile. Propriétaire d'une maison à Bercy, il avait pu donner le nom de ses 97 locataires et le prix du loyer de chacun. Les magistrats refusèrent de le considérer comme insensé et le mirent en liberté.

Parant, qui rapporte le fait précédent, raconte encore la très curieuse histoire d'un meurtrier jugé aux assises de l'Ariège, en 1865, qui répondit avec précision à quelques questions qui lui furent posées : « Je me demande, s'écrie alors le président des assises, si un vrai fou pourrait ainsi préciser ses souvenirs ». Et le prévenu fut condamné aux travaux forcés à perpétuité, n'ayant obtenu de sa folie que le bénéfice des circonstances atténuantes. Ces faits se passent de commentaires.

Il nous reste maintenant un dernier point à étudier. Les vieux aliénés, ceci est de connaissance banale, aboutissent à la démence et à la perte de mémoire. Si ce fait est courant, il n'est pas non plus la règle absolue; c'est ce que nous allons prouver par quelques exemples. Empruntons d'abord à Lagardelle les deux observations suivantes :

« 1° Nous connaissons un aliéné atteint, depuis plus de vingt ans, de manie chronique et dont l'âge avancé pourrait faire supposer que sa maladie doit se transformer en démence, qui possède une mémoire surprenante, tandis qu'avant sa maladie elle était très ordinaire. Il se rappelle tout ce qui s'est passé depuis plus de quinze ans dans la maison qu'il habite, et nous ne l'avons jamais vu se tromper sur une date, quelque insignifiante qu'elle soit. Il apprend tous les ans par cœur les noms des saints du calendrier jour par jour. Ainsi, chez ce malade, la mémoire des faits et des dates est de beaucoup au-dessus de la moyenne, ce qui ne l'empêche pas d'avoir des hallucinations et de se dire constamment tourmenté par les physiciens. »

« 2° Nous avons suivi longtemps un autre malade atteint d'une folie raisonnante avec perversion des facultés affectives et dont la mémoire est certainement bien plus fidèle qu'avant sa maladie. Il se rappelle avec une précision mathémathique les moindres détails de l'*Histoire de France* dont il avait certainement oublié une grande partie, avant d'être atteint de la maladie dont il ne doit probablement pas guérir. Il reconnaît lui-même que sa mémoire est plus grande et plus exacte que jamais, et pour preuve qu'il n'est pas malade, il met toujours au défi qu'on le prenne sur un fait quelconque un peu important dont il ne se rappellerait pas. Il n'en a pas moins une perversion des facultés affectives, des illusions pathologiques, des hallucinations internes et quelquefois des hallucinations de l'ouïe qui l'agitent et le rendent méfiant envers tout le monde [1]. »

M. Régis a connu un maniaque qui, depuis quarante-cinq ans dans un asile, loin d'être dément pouvait dire sans une faute la liste des internes qui s'y étaient succédés.

Nous citerons enfin une observation inédite qui appartient aussi à M. Régis, et dans laquelle on trouve un exemple très net de cette persistance de la mémoire chez les vieux aliénés. Il s'agit d'un prêtre, A. C..., né en 1831, qui fut admis dans un asile des environs de Bordeaux, le 19 avril 1864, c'est-à-dire à l'âge de trente-trois ans. Sur le registre d'observation on peut lire qu'à son entrée il était dans un état d'abattement profond, en proie à une crise de lypémanie caractéristique.

(1) Ces deux observations sont empruntées à une brochure de LAGARDELLE, *la Mémoire et la Folie.*

En effet, il écrivait à cette époque des lettres pour s'accuser de crimes imaginaires; il a même cherché à s'évader de l'asile pour aller se constituer prisonnier. Enfin il fit une tentative de suicide dont il porte encore la marque. Depuis, les accès de mélancolie avec hallucinations se sont succédés, interrompus par de courtes périodes de lucidité.

Nous avons donc affaire à un cas typique de lypémanie chronique, avec délire systématisé secondaire (*paranoia secondaria*). En 1892 nous relevons cette mention : « lypémanie chronique, dépressions, hallucinations ». Ce malade est donc aliéné depuis vingt-huit ans. Or, bien loin d'être dément, notre homme a conservé la mémoire et même l'imagination. En 1890 il écrit quatorze strophes sur la religion. Nous en détachons les deux suivantes :

Nous venons du néant, nous allons au néant
Comment associer cette pensée altière
Mais décevante et creuse à la seule matière :
Réponds, grand révolté, réponds, esprit géant
Qui de nos âmes fait litière.

Il ne dit mot, pourquoi ? C'est que sa raison ment,
Il le sait. Ce tribun de colossale taille
Ne pouvant trouver Dieu, l'apostrophe, le raille
Le provoque à sa barre et dit insolemment
Tu ne viens pas, eh ! bien, bataille.

Si ces vers ne sont pas d'un grand poète, ils prouvent au moins que l'auteur est loin d'être dans la démence. Mais bien mieux, Ch... depuis quelques années a trouvé moyen d'apprendre l'espagnol et l'italien. Nous ignorons jusqu'à quel point vont ses connaissances en la première de ces langues. Mais nous savons, en ce qui concerne l'italien, qu'il a pu traduire plusieurs passages à la demande de M. Régis, et se rendre ainsi utile à son médecin. De plus il est même capable d'écrire en la langue du Tasse ; nous avons sous les yeux une de ses lettres adressée « allo suo Santito

Leone XIII, papo regnante al Vaticano, a Roma (Italia) » qui débute ainsi :

Santissimo e illustrissimo padre,

Non egli cio una indiscretione, allo mezzo delle nostre tante alte et numerose occupationi di venir distrar l'attentione dello cheffe supremo della santa chiesa catholica, pro trottenerlo alcuni instanti dello mia persona umilissima, etc.

Il est à noter que ce malade a appris ces langues étrangères à un âge où habituellement il est impossible d'entreprendre de nouvelles étude. Il avait en effet *soixante ans* quand il commença à se livrer à ce travail. Du reste aucun maître ne lui donna de leçons et c'est avec les ressources fort limitées de la bibliothèque d'un asile d'aliénés, sans l'aide de personne, qu'il a pu accomplir ce tour de force et s'assimiler de semblables connaissances, après vingt-sept ans d'internement pour délire et folie.

Les deux ou trois observations qu'on vient de lire, et, qu'une enquête dans les asiles permettrait de multiplier, nous permettent, avec notre maître M. Régis, de répondre par la négative à la question : les vieux vésaniques sont-ils des déments ? Les faits sont là qui nous prouvent que les vésanies n'aboutissent pas fatalement à la démence, même après un grand nombre d'années. Pour prouver cette assertion, il fallait, ainsi que nous l'a fait remarquer M. Régis, s'adresser à une faculté assez facile à interroger et assez importante pour être lésée. Cette faculté c'est la mémoire. Or, nous pouvons, d'après un certain nombre de faits, affirmer que non seulement la mémoire passive n'est pas abolie chez tous les vieux vésaniques, bien mieux, qu'elle est souvent même exaltée. Enfin la mémoire active n'est pas non plus supprimée (ce qui est le propre de la démence) puisque certains aliénés depuis trente ans dans un asile, peuvent fixer des souvenirs nouveaux, composer des pièces de vers, apprendre à lire et à écrire plus ou moins correctement des langues étrangères. Et si nous revenons aux expressions employées dans le premier chapitre de notre étude, nous pouvons dire : chez quelques vieux vésaniques la mémoire a persisté, la fixation et la conservation sont possibles ; l'exaltation du troisième temps (évocation) est enfin fréquente en ce qui touche les événements antérieurs à la maladie.

Nous nous sommes efforcé dans ce chapitre de citer un grand nombre de faits pour convaincre et frapper l'esprit. Du reste nous ne pouvons rien sans les faits, et aujourd'hui la psychologie, heureusement dégagée de la métaphysique, est une science d'observation. Mais il faut encore des faits déduire non seulement la théorie, mais aussi les conséquences diverses qui en découlent.

Que résulte-t-il donc de tout ce qu'on vient de lire ? Pour nous, qui avons écrit en médecin aussi bien qu'en psychologue, il y a à tirer, des observations citées plus haut, des déductions spéculatives et des déductions pratiques.

Les déductions spéculatives sont les suivantes :

1° Dans les folies vésaniques pures, la mémoire est toujours conservée dans ses deux principaux temps : fixation (mémoire active), et rappel (mémoire passive).

2° Dans les périodes d'excitation maniaque, que celles-ci constituent toute la maladie ou alternent au contraire avec des périodes de dépression mélancolique, la mémoire de rappel est exaltée : il y a hypermnésie, à proprement parler. Nous devons ici nous arrêter quelques instants : c'est une question capitale à étudier.

Dans un précédent chapitre, en effet, nous avons annoncé que nous décririons sous le vocable : hypermnésie, deux sortes de faits. Nous avons en effet appelé phénomène d'hypermnésie le rappel d'un souvenir éloigné revenant à la conscience, grâce au hasard d'une association nouvelle ou d'une sensation. Mais nous avons eu soin d'ajouter que si nous donnions à tel fait analogue le nom d'hypermnésie (et ce, pouvons-nous ajouter, pour ne pas embarrasser la littérature médicale d'un nouveau mot), nous considérions surtout comme exaltation véritable de la mémoire, comme hypermnésie proprement dite, l'afflux de souvenirs à la conscience. Il importe maintenant de dire ce que nous entendons par cet afflux de souvenirs. Les phénomènes psychiques se passent dans le temps; toute question de métaphysique étant mise de côté, cette proposition est inattaquable. Aussi, quand on parle d'afflux de souvenirs à la conscience, cela ne veut pas dire qu'un souvenir au lieu de se présenter seul s'accompagne de beaucoup d'autres. Non, cela veut simplement signifier une rapidité plus grande de la pensée; supposons, par exemple, pour fixer les idées, qu'un homme normal ait un souvenir par seconde, un hypermnésique en aura dix, vingt, cent. Qu'est-ce qui va alors se produire? C'est que le stock habituel sur lequel nous vivions va s'épuiser si notre esprit est surexcité et il faudra que d'autres souvenirs, non habituellement présents à l'esprit, s'évoquent pour satisfaire à cette rapidité nouvelle de la pensée. Mais nous devons remarquer qu'il y a quelque chose en plus, car le cycle pourrait recommencer et les mêmes idées reparaître plusieurs fois à la conscience; au contraire, la série n'est pas un cercle fermé mais se déroule à l'infini en puisant de nouveaux matériaux dans les souvenirs anciens.

On nous permettra bien encore une comparaison qui aidera à faire comprendre notre explication et à la graver dans l'esprit. Supposons un chef d'armée qui reçoit l'ordre de faire défiler des troupes à une revue; le temps du défilé est fixé mais il faudra marcher dix fois plus vite qu'on n'a l'habitude de le faire ordinairement dans le même laps de temps et la profondeur des rangs devra être la même. Enfin le défilé devra durer aussi longtemps que de coutume. Que va faire le chef d'armée. Il va s'adresser à la réserve; autrement toutes conditions restant les mêmes, exceptée la rapidité de la marche, le défilé devrait finir avant l'heure réglementaire. Et les spectateurs voyant arriver la réserve, qui ne donnait pas les autres fois, auront à contempler des troupes qu'ils ne connaissent pas. Or il se passe dans l'esprit surexcité un phénomène analogue; les cellules corticales accélérant leur jeu mettent à la lumière des souvenirs oubliés pour fournir à la rapidité nouvelle de la pensée et c'est ainsi que s'explique la réapparition à la conscience de notions qu'on croyait à tout jamais perdues.

Or cette rapidité de la pensée, cette hyperactivité psychique nous paraît être la caractéristique de l'état maniaque au point de vue mental. Quelques personnes pourront nous objecter que citer les écrits d'un aliéné ce n'est pas donner un exemple d'hypermnésie. Nous pensons au contraire que c'est la meilleure preuve de l'exaltation de la mémoire. Assurément par hypermnésie il faut entendre le retour à la conscience de souvenirs précis, de dates, de faits, de langues oubliées, etc., toutes choses du reste dont nous avons parlé, mais il faut aussi et surtout, pouvons-nous dire, considérer comme hypermnésie cette succession d'idées-souvenirs qui permettent à un malade ignorant de devenir écrivain. Et nous pensons qu'en donnant des extraits des « Mémoires » d'un homme qui, n'ayant jamais reçu qu'une instruction insignifiante et n'ayant jamais écrit, peut à douze ans de distance raconter une guerre avec une exactitude merveilleuse de dates et de faits, nous avons publié la plus remarquable observation d'hypermnésie. Il y a en effet dans ces fragments, pour ceux qui savent tirer parti d'un document, non seulement exemple d'hypermnésie des souvenirs proprements dits mais d'idées-souvenirs et de mots. De même les poésies, les œuvres scientifiques d'aliénés ignorants qui ont pu retrouver dans leur esprit trace de toutes leurs lectures, de tout ce qu'ils ont entendu et vu, sont preuves évidentes de l'exaltation des mémoires diverses de l'individu. Sans doute, il y a aussi exaltation de l'imagination, mais qu'est-ce que l'imagination?

« La mémoire, a dit M. Fauvelle, produit encore un autre phénomène intellectuel que les philosophes ont naturellement encore qualifié de faculté. C'est l'imagination. Quand une grande quantité de cellules sensitives à perceptions sensorielles ou à idées, ont été impressionnées, lorsque l'esprit est bien meublé, si les communications sont faciles entre ces éléments, les courants nerveux les parcourent en tous sens, les groupant de différentes façons et produisent de nouvelles idées (1) ». Ainsi, pour qu'il y ait exaltation de l'imagination, il faut qu'il y ait exaltation de la mémoire; pour construire une nouvelle maison plus belle que celle que l'on habite, il faut de nouveaux matériaux plus précieux et nouveaux. Nous conclurons avec Gratiolet, dont nous avons déjà cité l'ouvrage, que « sans la mémoire l'homme ne serait rien ; la mémoire est la base de la personnalité dans ce monde et de l'immortalité dans l'autre, elle est le fond nécessaire sur lequel s'élève le pouvoir, créateur de l'esprit. »

3° Mais revenons à nos conclusions. Notre troisième déduction spéculative est la suivante : la mémoire est également exaltée dans la période prodromique de la paralysie générale.

4° La mémoire de fixation est conservée et même exaltée dans la folie.

5° La mémoire persiste souvent très longtemps et quelquefois s'exalte chez les vieux vésaniques qui n'aboutissent pas tous à la démence.

Nos déductions pratiques seront les suivantes :

1° Se méfier de l'exaltation de la mémoire survenant chez un individu jusque là fort ordinaire. Ainsi que l'a si bien dit le professeur Ball, quand une mère vous dit que son fils n'est pas fou, qu'il est plus intelligent que jamais et qu'il se souvient de tout, que sa mémoire est extraordinaire, on n'a qu'une réponse à faire : « C'est justement parce que votre fils a trop de mémoire qu'il est aliéné. »

2° Ne jamais trop parler devant un aliéné ; sa mémoire fixe tout, et la parole imprudente peut devenir le centre d'un nouveau délire, ou être reprochée plus tard à son médecin par le malade guéri.

(1) Fauvelle, *Des Idées et de la Mémoire.*

3° Enfin, notre troisième et dernière déduction sera une déduction médico-légale.

La persistance de la mémoire dans tous ses modes n'est pas un signe qui puisse permettre de distinguer un homme normal d'un aliéné, d'où la nécessité pour un juge d'instruction de s'adresser à un spécialiste dans un cas douteux.

L'étude que nous venons de faire est bien incomplète et le lecteur, néanmoins, pourra tirer de notre travail des conclusions que nous avons négligé de formuler. Mais il nous a fallu nous limiter; nous ne pouvons qu'indiquer maintenant les recherches à faire dans la voie que nous venons de tracer. Il y aurait, croyons-nous, grand intérêt à étudier les hypermnésies affectives dans la folie, question intimement liée à celle des hallucinations. Il y aurait surtout à rechercher la part de la mémoire dans les hallucinations qui, même les plus spontanées, ne sont, au dire de Ball, que « la reproduction des souvenirs *ensevelis* depuis *longtemps* dans les *profondeurs inconnues* de notre esprit, et qui *ressuscitent* à *notre insu*, sous l'influence d'une excitation morbide. »

Nous arrêterons là cette étude de l'hypermnésie dans la folie, heureux si nous avons pu seulement attirer l'attention sur un fait intéressant et fécond en déductions de toutes natures.

CHAPITRE VI

Des hypermnésies toxiques.

SOMMAIRE : Les poisons de l'intelligence ; action de ces poisons sur la mémoire : hypermnésie et amnésie. — Le tabac et ses effets psychiques. — Toxiques d'origine minérale et toxiques d'origine végétale. — Le chloroforme ; mémoire passive et mémoire active. — Le bromure d'éthyle et son action sur la mémoire active. — L'éther ; auto-observation de Sauvet. — Etude psychologique de l'ivresse alcoolique et exemples d'hypermnésies alcooliques. — Le hachisch et l'opium ; étude comparative de leur action sur la mémoire. — Le thé et le café. — Conclusions du présent chapitre. — Conclusions générales de notre essai sur les hypermnésies.

Exciter l'intelligence par l'ingestion de certaines substances est une pratique vieille comme le monde et Noé, en buvant le vin qu'il récolta de la vigne par lui plantée, fut sans doute, le premier, s'il faut en croire la légende, à ressentir la merveilleuse stimulation que le vin imprime tout d'abord à nos facultés. L'usage du hachisch et de l'opium par les Orientaux ne date pas non plus d'aujourd'hui. Mais il faut reconnaitre que notre siècle, grâce aux progrès de la chimie, a singulièrement contribué à allonger la liste de ces *poisons de l'intelligence*. Nous ne citerons que l'éther et le chloroforme parmi tant d'autres.

Ces substances, dont l'usage immodéré finit par ramener l'homme au niveau de la brute, du pourceau dont parle l'Evangile, et cela en abaissant son niveau intellectuel, commencent par élever ce niveau bien au-dessus de la normale. Mais bientôt la sécheresse succède aux grandes eaux; le torrent s'écoule en laissant un lit raviné. Et au point de vue tout particulier auquel nous nous plaçons, nous dirons qu'à l'exaltation de la mémoire succède sa diminution progressive (*dysmnésie*). M. Cacarié, dans son intéressant « Essai sur les amnésies toxiques » a même posé la loi suivante : *Plus forte est l'hypermnésie, plus forte sera l'amnésie*, que chaque jour nous pouvons vérifier. Ce n'est même, pourrait dire un pessimiste, qu'un cas particulier d'une loi plus générale qui contraint l'homme à payer en peine chaque plaisir proportionnellement. C'est la loi qui fait la tristesse des lendemains de fête, qui veut l'empâtement de la bouche, la migraine et l'asthénie générale qui suivent l'orgie.

Tout a été dit touchant le besoin pour l'homme des excitants cérébraux ou physiques; nous ne pourrions que répéter des banalités qu'on trouvera ailleurs exprimées avec une élégance de style dont nous ne nous croyons pas capable. Nous allons donc aborder directement la question des poisons intellectuels au point de vue de leurs effets psychiques.

Et d'abord le tabac. L'excitation produite sur la mémoire par le tabac est réelle, bien que plusieurs l'aient niée. Elle est toutefois légère et difficile à constater. Aussi l'amnésie qui lui succède, selon M. Cacarié, est peu intense. Ce que les vieux fumeurs oublient, ce sont les noms, les dates, mais ils gardent le souvenir des faits et des idées. Il suffit, du reste, de supprimer la cause et l'amnésie nicotique cesse très rapidement. « Le tabac, a dit M. Louis Figuier, est un excitant, c'est un excitant du cerveau; à ce titre, il exerce sur les hommes la séduction, l'entraînement qu'inspire tout excitant agréable. Interrogez un fumeur intelligent et demandez-lui pourquoi il fume. Il dira : mon goût et mon odorat sont très agréablement flattés par la fumée de mon cigare. J'aime à suivre de l'œil les formes capricieuses que prend la fumée qui se roule en anneaux ou se déroule en spirales bleuâtres. Le tabac exerce sur mon esprit une influence heureuse ; il me calme si je suis agité, me berce vaguement si je suis tranquille ; d'autres fois, il excite mon imagination, toujours il endort mes ennuis ou me distrait de mes préoccupations pénibles ». Fumeur nous-même, nous ne pouvons que souscrire à cette aimable description des effets moraux et psychiques du tabac.

Il n'y a pas que les fumeurs à proclamer les effets stimulants du tabac : les priseurs revendiquent aussi cette propriété pour leur poudre odorante et la présentent même comme excuse. Un de nos amis qui, bien que jeune, a la mauvaise habitude de priser, nous a affirmé que non seulement, une prise, suivant la vieille expression, « éclaircissait ses idées » mais encore rendait ses souvenirs plus précis et leur évocation plus facile et plus prompte. Nous ignorons si les pratiquants du troisième mode d'absorption du tabac éprouvent les mêmes impressions ; ce serait un point intéressant à éclaircir.

Arrivons maintenant à l'étude des toxiques intellectuels proprements dits. M. Rouillard les distingue en deux groupes : « ceux d'origine minérale qui ne provoquent pas d'excitation, et les poisons d'origine végétale qui déterminent, au début de l'ivresse, une excitation caractérisée par de l'hypermnésie et de l'hyperidéation [1] ». Avec les progrès de la chimie cette distinction n'est guère de mise puisqu'on peut réaliser la synthèse de produits tirés du règne végétal. De plus n'a-t-on pas décrit tout récemment l'ivresse causée par le pétrole ? Déjà, en 1856, Delpech avait signalé l'excitation produite au début de l'intoxication par le sulfure de carbone. Il est vrai que M. Cacarié pose un point d'interroga-

(1) ROUILLARD, Les amnésies (*Gazette des hôpitaux*).

tion à propos de l'hypermnésie sulfo-carbonique (1). Quoi qu'il en soit, du reste, sans discuter plus longtemps, nous allons passer en revue les plus connus, les plus utilisés des poisons intellectuels.

D'abord le chloroforme. La première étude sérieuse sur les effets psychiques du chloroforme est celle de M. Lacassagne (2) qui expérimente sur lui et sur plusieurs de ses amis : « L'odeur de chloroforme, raconte-t-il à propos d'une première expérience, me parut très agréable. J'aspirais doucement et avec plaisir. Bientôt un sentiment de douce chaleur s'empara de tout mon être. C'étaient des fourmillements, qui partaient des extrémités et remontaient vers la poitrine. J'avais les yeux fermés. J'entendis d'abord un bruissement particulier; il me semblait que mon nerf acoustique entrait en vibration. Puis celles-ci augmentèrent : c'étaient des sons de cloche, et enfin un bruit plus fort comparable à celui que produit une locomotive lancée à toute vapeur (3) ». M. Richet, qui a fort bien étudié l'action du chloroforme au point de vue intellectuel, décrit également ce début du sommeil chloroformique que chacun de nous a pu observer dans les hôpitaux : conservation de l'ouïe, exagération des sentiments, accent théâtral des paroles, excitation, chants, disparition du jugement, de la volonté et sommeil analogue à celui d'un homme endormi; tels sont les effets successifs de l'intoxication aiguë.

Nous ne pouvons juger de l'excitation de la mémoire dans l'intoxication chloroformique que par les paroles du malade et ses chants. Un des amis de M. Lacassagne parlait en patois. Nous avons vu maintes fois des malades chanter des chansons qui, si elles n'étaient pas complètement oubliées à l'état normal, n'appartenaient pas tout ou moins à leur réper-

(1) Cacarié, *Op. cit.*

(2) A. Lacassagne, *Des phénomènes psychologiques avant, pendant et après l'anesthésie provoquée.*

(3) A. Lacassagne, *Op. cit.*

toire courant. « De même, a dit M. Ch. Richet, que nulle force ne se détruit dans la nature et que les mers sont encore ébranlées par le sillage du vaisseau de Pompée, de même toutes les sensations perçues ont laissé leur trace dans l'intelligence humaine, en sorte que la conception des idées est le résultat conscient ou inconscient de tous les souvenirs accumulés et élaborés..... Dès que le chloroforme absorbé par la muqueuse pulmonaire a passé dans le sang, la mémoire active, celle qui nécessite l'attention et la volonté, a disparu; cependant l'intelligence n'est pas morte encore. Les idées sont encore conçues, les vieux souvenirs persistent, parfois même la mémoire des faits passés est étrangement surexcitée. *On parle une langue que depuis longtemps on avait oubliée, on se rappelle maintes vieilles histoires qui semblaient ensevelies dans l'oubli,* et qui *sommeillaient ignorées dans un recoin de l'intelligence...* (1).

Ainsi il y a au début de l'ivresse chloroformique exaltation véritable de mémoire, hypermnésie de la seconde catégorie. Mais ensuite, dans le sommeil profond, que se passe-t-il ? Il est difficile de le dire. La mémoire active est en effet supprimée : deux de mes collègues qui eurent à subir la chloroformisation pour des opérations sur la bouche n'ont pu que me dire leurs impressions du début. Après c'est le trou noir : aucun souvenir. Mais nous pouvons avec assez de raison supposer que les choses se passent de la façon suivante : l'anesthésie est complète, donc pas d'origine sensorielle pour les rêves, pour la conduite de la pensée. Dès que l'anesthésie a commencé à être absolue le malade s'est endormi sur une idée survenue sans doute à la suite d'une impression extérieure. Cette idée en appelle une autre et ainsi de suite. Nous sommes maintenant dans le royaume de l'association des idées : dans aucun autre état nous ne retrouverons pareil phénomène. En effet nous avons ici : 1o absence de volonté; 2o absence d'attention et enfin anesthésie, c'est-à-

(1) Ch. Richet, L'Homme et l'Intelligence *(Les poisons de l'intelligence)*.

dire suppression des sensations. Il y a donc fort à parier que, la pensée étant strictement réduite à l'unique association des idées, il se produit des évocations qui n'ont pas lieu habituellement, et si avec cela, l'exaltation, c'est-à-dire la rapidité de la pensée continue on peut aisément se figurer quelle richesse de souvenirs, souvenirs du reste perdus pour l'avenir, surgit à la conscience dont celle-ci ne gardera au réveil aucune notion.

L'abolition de la mémoire active survenant un peu plus tard que l'insensibilité physique, il en résulte un curieux phénomène. Si le chirurgien commence à opérer entre le moment d'abolition de la mémoire active et celui de la sensibilité, le malade percevra la douleur, criera, mais, réveillé, ne se souviendra plus et, ainsi que le dit fort bien M. Richet : « Une douleur sans souvenir n'est pas une vraie douleur car il lui manque ce retentissement qui émeut la conscience, qui fait précisément le caractère de toute impression douloureuse [1] ». Comme exemple, citons avec M. Richet le cas de deux malades, l'un endormi jusqu'à la perte de la mémoire active sans anesthésie, l'autre éveillé. A tous deux on arrache une dent, tous deux souffrent et crient. Interrogez-les le lendemain. L'un jurera qu'il n'a pas souffert, l'autre frémira au seul souvenir de la douleur.

Or, il nous a semblé que l'action rapide du bromure d'éthyle plongeait les malades dans cet état intermédiaire si bien décrit par M. Richet. Les enfants que nous avons vu opérer par cette méthode à Bordeaux, à la Clinique de M. le docteur Moure, criaient au moment de l'opération et ensuite ne se souvenaient de rien. Nous ne voulons pas dire qu'il n'y avait pas eu à un moment anesthésie, mais celle-ci avait été très rapide. Si nous prenons le cas d'un enfant à opérer de végétations adénoïdes, l'anesthésie existait, je suppose, au moment où l'on plaçait l'adénotome et où l'on commençait à racler la paroi postérieure du pharynx; aussitôt après, la

(1) Richet, *Op. cit.*

sensibilité revenait, mais plus vite que la mémoire de fixation. L'enfant souffrait alors jusqu'à la fin de l'opération et n'en gardait à la suite aucun souvenir, ainsi que nous avons pu nous en assurer à plusieurs reprises. Nous avons vu notamment une petite fille qui, en trois semaines, a subi trois opérations : les deux premiers samedis, ablations successives à l'anse galvanique des deux amygdales préalablement anesthésiées à la cocaïne. Le troisième samedi, on l'opère de végétations adénoïdes : anesthésie au début, cris au milieu et à la fin de l'opération. L'enfant reste ensuite quelques minutes hébétée, puis, revenue à elle, affirme qu'on ne l'a pas opérée, et comme on lui avait fait croire les deux séances précédentes à une simple électrisation de l'amygdale, voilà une petite fille qui, en trois semaines, a subi trois opérations dont l'une a provoqué de la douleur; des trois elle n'a conservé aucun souvenir.

Un autre anesthésique, l'éther, jouit de propriétés peut-être encore plus stimulantes vis-à-vis de l'intelligence que le chloroforme. Une intéressante observation publiée par Sauvet en 1847 dans les *Annales médico-psychologiques* nous renseignera plus sur les effets psychiques de l'éther que de longues digressions. « A peine, raconte l'expérimentateur, avais-je aspiré quelque peu d'air éthéré, qu'un frisson de douce chaleur parcourait tous mes membres; j'éprouvais le plus grand besoin de les allonger, et je me voyais avec peine forcé de maintenir l'appareil contre mes lèvres à l'aide de la main gauche... Enfin le délire éclata, et je demandais à grands cris au domestique, que j'appelai *par son nom*, de me procurer une valseuse; mais le besoin de mouvement se fit trop vivement sentir, et dans ceux auxquels je me livrai, l'éthérisation fut forcément suspendue; je me réveillai bientôt luttant avec mon opérateur, l'inhalation était incomplète; il y avait à peine deux minutes que j'aspirais de l'éther. Je fis quelques dispositions pour faciliter à l'opérateur l'exploration de mon pouls, j'aspirai de nouveau l'air éthéré, le délire ne tarda pas à reparaître... J'avais été soumis pendant quatre minutes au plus à l'inhalation de l'éther, le délire avait à peu près duré vingt minutes; cet état me paraissait avoir été beaucoup plus long.....

» *Je n'ai point un seul instant perdu l'usage de la mémoire ; on dirait au contraire qu'elle était surexcitée par l'éther, car elle a fait presque seule tous les frais de mon délire; je ne vivais en quelque sorte que de souvenirs*. En effet, j'ai constamment reconnu les personnes qui m'entouraient pendant mon délire ; j'ai fait allusion par une phrase au sujet sur lequel avait roulé la conversation quelques instants avant de commencer l'expérience, j'ai reconnu dans une peinture le portrait d'un personnage dont je connaissais la vie ; je me suis rappelé l'histoire d'une dame qui avait pris du hachisch ; j'avais commencé le récit d'une anecdote assez longue que mon réveil seul est venu interrompre ; et enfin, cherchant un air de danse, j'ai reconnu moi-même mon erreur quand je le confondais avec un air patriotique ; *ce sont bien là des effets de la mémoire*. Le *jugement et la réflexion n'existaient plus*, ils auraient, à coup sûr, rendu mes actions plus sérieuses ; la *coordination des idées était nulle, mes pensées ne se suivaient pas et je sautais brusquement et sans transition d'un sujet à un autre.*

» J'ai eu une véritable hallucination de la vue quand j'ai vu sur le piano une petite femme dansant la polka, et je conçois maintenant plus que jamais, l'obstination des aliénés hallucinés qui persistent à dire *j'ai vu* quand on veut leur persuader qu'ils n'ont pas vu, mais qu'ils ont *cru voir*. Je puis dire comme eux, *j'ai vu*, car j'ai fort bien distingué toutes les parties de son corps ; et ses vêtements, et sa figure, et la pose de ses mains ; en un mot je l'ai vue aussi clairement que je vois en ce moment les objets posés sur ma table... Quelques illusions de la vue se sont aussi manifestées, celle entre autres qui m'a fait prendre pour un petit homme noir, se jouant de moi, des carreaux de laine d'une couleur foncée.

» Ainsi donc, *surexcitation de la mémoire*, défaut de jugement, de reflexion, de coordination dans les idées, hallucination et illusion de la vue : tels sont les principaux phénomènes psychologiques qui ont caractérisé l'ivresse produite sur mes facultés intellectuelles par l'inhalation de l'éther (1). »

A cette observation intéressante à plus d'un titre, mais dont nous n'avons cité que les passages se rattachant plus spécialement à notre sujet, nous ajouterons la suivante empruntée à M. Lacassagne qui l'a lui-même traduite de l'allemand. Il s'agit cette fois, non plus d'une simple ivresse expérimentale mais d'une anesthésie complète. « Un vieux forestier avait vécu pendant sa jeunesse sur les frontières polonaises et avait le plus souvent parlé polonais. Dans la suite il n'avait habité que des districts allemands. Les enfants m'assurèrent que depuis trente ou quarante ans il n'avait entendu ni prononcé un seul mot de polonais. Pendant une anesthésie qui dura plus de deux heures, cet individu parla, pria, chanta rien qu'en polonais (2) ». Ajoutons que l'ivresse de l'éther passe, à tort ou à raison, pour être fort gaie. C'est sans doute ce qui a contribué à répandre l'usage de ce poison chez les malheureux persécutés de l'Irlande. De l'ivresse produite par l'éther passons à celle plus commune que provoque l'alcool.

L'étude de l'intoxication aiguë par l'alcool et ses effets sur l'intelligence a été particulièrement bien étudiée par M. Richet. Nous nous guiderons sur son excellente description. Un des premiers effets produits par l'absorption de l'alcool à dose suffisante pour agir sur le cerveau est un sentiment de satisfaction ; on voit *la vie en rose*, a dit M. Richet. Ici nous ne sommes pas absolument de l'avis de l'éminent physiologiste. L'excitation intellectuelle produite par l'alcool prend pour point de départ les idées de l'individu au moment où commence l'action du toxique. Si ces idées sont tristes ce

(1) J.-J. Sauvet, De l'inhalation de l'éther et de ses effets psychologiques. Expérimentation personnelle.

(2) Voir Lacassagne, *Op. cit.*

sont les associations tristes qui se produiront presque uniquement ; aussi les personnes malheureuses qui cherchent l'oubli dans l'ivresse ne le trouvent-elles qu'à la dernière phase dans le sommeil de brute qui la termine. Ces réserves faites, nous devons dire que la plupart du temps les choses se passent comme l'a dit M. Richet. Nous avons voulu seulement faire remarquer que l'alcool est un excitant cérébral, que par suite il augmente la rapidité de la pensée et favorise les associations, mais il n'a pas le pouvoir de guider ces associations dans un sens absolument déterminé. L'excitation continuant il se produit alors de l'*hyperidéation* : nous reviendrons tout à l'heure sur cette phase. Puis la volonté et l'attention disparaissent laissant à la mémoire et à l'imagination seules le soin de la pensée. L'alcool continuant d'agir, l'excitation cesse pour faire place à la fatigue, au besoin invincible de sommeil. Cette rapide description de l'ivresse ne s'applique pas du reste à tous les cas. Il faut tenir compte des aptitudes individuelles (1). Si quelques-uns se grisent en parlant, alors qu'ils ont à peine bu, d'autres ainsi que l'a parfaitement montré M. Richet, ne délirent jamais. « Après l'ingestion de beaucoup d'alcool, ils auront l'incertitude de la démarche, le sommeil invincible, l'insensibilité, les vomissements, la syncope ». Mais ils ne montreront pas trace de leur excitation intellectuelle. Leur volonté n'est plus attentive qu'à une chose : la crainte de l'ivresse. Si leur délire existe, il est en eux et nous n'en avons nulle connaissance.

Après les prédispositions individuelles, M. Richet distingue l'action des diverses liqueurs (le vin de champagne donne une ivresse surtout psychique) ; la rapidité d'absorption (si on prend un verre d'huile avant de boire, cette rapidité d'absorption est très ralentie); enfin la température extérieure, effet du froid sur un homme qui vient de boire par

(1) Il est à remarquer que l'excitation de l'ivresse est impossible après une grande dépense d'énergie intellectuelle ou physique, notamment après un excès sexuel.

« suppression brusque de la perspiration de l'alcool par la peau et les poumons. »

Si nous résumons les effets de l'alcool nous voyons qu'il y a, avec l'ingestion d'une faible dose, surexcitation de la mémoire, de l'imagination, de l'association des idées, et au contraire diminution de la volonté et de l'attention. Avec une dose plus forte on arrive à l'insensibilité, au coma et à un minimum d'activité psychique.

Mais revenons maintenant à la période d'hyperidéation. Ce mot, créé par M. Richet, indique qu'il y a profusion d'idées, « idées joyeuses, idées glorieuses, idées libertines, tristes, guerrières ». Il existe en même temps un besoin d'épanchement qui « fait déborder les plus intimes secrets » à ceux qui, à l'état normal, sont les plus réservés. Aussi est-il d'une coutume courante de faire boire les personnes qu'on veut faire parler.

« Le premier degré de l'ivresse, a dit M. Babilée, est caractérisé surtout par une suractivité extraordinaire des facultés intellectuelles, avec conservation de la conscience. Souvent même des individus, qui, en dehors de cette influence ne sont que médiocrement doués sous le rapport de l'intelligence, paraissent jouir, sous l'action excitante de l'alcool, d'une facilité étonnante de conception et d'intuition. Ils parlent avec volubilité, ils *citent des faits qui semblent exiger une mémoire peu commune*, ils *improvisent des discours, des poésies même*, ils *sont capables de déclamer des tirades d'auteurs classiques, apprises pendant leur jeunesse, d'évoquer des souvenirs anciens, de faire une foule de traits d'esprit* (1). »

Cette apparition des souvenirs anciens à la conscience pendant l'ivresse est banale; il en existe des exemples classiques. Tout le monde connait l'histoire de cet Irlandais, commissionnaire, qui, ivre, perdit un paquet qu'on lui avait confié. Huit jours se passèrent en recherches vaines. Le

(1) Babilée, *Des Troubles de la Mémoire dans l'alcoolisme*, etc.

dimanche suivant, notre commissionnaire se grisa de nouveau, par habitude. Il retrouva le paquet et fit la commission. Revenu à l'état normal, il eut de nouveau une amnésie complète touchant sa course et le paquet perdu puis retrouvé.

M. Laurent cite dans sa thèse le cas rapporté par M. Myers dans son livre *Automatic Writing*. « Un nègre, complètement ivre, dérobe des instruments de chirurgie au docteur Keulemans ; le lendemain, il soutient qu'il ne les a pas touchés et les cherche en vain sans pouvoir les retrouver ; deux jours après, on le rencontre, ivre de nouveau, et on lui parle encore de la perte de ces instruments. Il réfléchit cette fois, part de suite et, malgré l'obscurité, va tout droit les trouver dans une boite où il les avait cachés pendant sa première ivresse. »

Un de nos camarades a retrouvé, dans l'ivresse, les armes de sa famille qu'il cherchait vainement depuis quatre mois. Lui ayant demandé à plusieurs reprises de dessiner son blason, il n'avait pu se souvenir d'aucune des images héraldiques qui le composent. Ce fut même dans son délire l'idée dominante autour de laquelle celui-ci s'organisa. Car dans l'ivresse, il y a à la fois impossibilité à fixer une idée et impossibilité à en chasser une, le tout provenant du manque d'attention (Richet).

Il nous reste maintenant à parler des deux poisons intellectuels les plus remarquables, au point de vue de la variété et de l'intensité de leurs effets psychiques : le hachisch et l'opium.

L'ivresse du hachisch a été étudiée scientifiquement par Moreau (de Tours), qui distingue dans son évolution huit phénomènes successifs principaux :

1° Sentiment de bonheur ;

2° Excitation, dissociation des idées ;

3° Erreur sur le temps et l'espace;

4° Développement de la sensibilité de l'ouïe, influence de la musique ;

5° Idées fixes, convictions délirantes ;

6° Lésion des affections ;

7° Impulsions irrésistibles ;

8° Illusions. Hallucinations.

Ces phénomènes sont, pour la plupart, du reste, résultat d'un trouble de la mémoire ; ce sentiment de bonheur, en effet, qui existe au début de presque toutes les ivresses est justement causé par la rapidité plus grande de la pensée, par cette hypermnésie dont nous avons déjà parlé à propos de l'entraînement intensif. L'erreur sur le temps est l'effet de l'accélération de l'évocation des images. Il serait facile de ramener encore à la mémoire les idées fixes, les impulsions irrésistibles, les illusions et les hallucinations.

Théophile Gautier a laissé une description si remarquable des effets du hachisch, que nous ne pouvons mieux faire que la reproduire :

« Ce qu'il y a de particulier dans l'ivresse du hachisch, c'est qu'elle n'est pas continue; elle vous prend et vous quitte, vous monte au ciel et vous remet sur terre, sans transition. — Comme dans la folie, on a des moments lucides. — Un troisième accès, le dernier et le plus bizarre termina ma soirée orientale : dans celui-ci, ma vue se dédoubla. — Deux images de chaque objet se réfléchissaient sur ma rétine et produisaient une symétrie complète ; mais bientôt la pâte magique, tout à fait digérée, agissant avec plus de force sur mon cerveau, je devins complètement fou pendant une heure. Tous les songes pantagruéliques me passèrent par la fantaisie : caprimulges, coquecigrues, oysons bridés, licornes, griffons, cochemards, toute la ménagerie des rêves monstrueux trottait, sautillait, voletait, glapissait par la chambre... Les visions devinrent si brusques que le désir de les dessiner me prit, et que je fis en moins de cinq minutes le portrait du docteur ***, tel qu'il m'apparaissait, assis au piano, habillé en Turc, un soleil dans le dos de sa veste. Les notes sont représentées s'échappant du clavier, sous forme de fusées et de spirales capricieusement tirebouchonnées. Un autre croquis, portant cette légende, — *un animal de l'avenir*, — représente une locomotive vivante avec un cou de cygne terminé par une gueule de serpent, d'où jaillissent des flots de fumée, avec des pattes monstrueuses, composées de roues et de poulies; chaque paire de pattes est accompagnée d'une paire d'ailes, et, sur la queue de l'animal, on voit le Mercure antique qui s'avoue vaincu malgré ses talonnières. Grâce au hachisch, j'ai pu faire, d'après nature, le portrait d'un farfadet. Jusqu'à présent, je les entendais seulement geindre et remuer la nuit dans mon vieux buffet (1). »

Les auteurs ont tous remarqué l'exaltation de la mémoire dans l'ivresse hachischique. C'est ainsi que Brierre de Boismont rapporte l'observation suivante : « La forme du délire de M. D... change; il s'asseoit dans un coin, ferme les yeux, et se parle à lui-même : il a l'air d'un inspiré. Nous l'entourons, il parle de science, donne des définitions, puis, comme un homme qui prélude et s'essaye, il prononce quelques mots entrecoupés, et récite tout à coup une vingtaine de vers fort harmonieux. La conviction où nous sommes que ces vers sont connus nous empêche de les recueillir; mais bientôt nous lui demandons si Victor Hugo n'en est pas l'auteur, il répond que non. — Ils sont donc de vous ? Il fait un signe d'assentiment.

« ..... M. D... *décrit parfaitement comme présentes les contrées et les villes qu'il a visitées ;* il se rappelle les *particularités qu'il a observées dans ses voyages;* ainsi il nous dit qu'il voit élever les pierres du Panthéon de Naples et nous peint d'une manière fort poétique les sites et les campagnes qui ont frappé son attention ; mais malgré *toutes nos questions, il ne peut nous faire la description des endroits qu'il ne connaît pas* (2). »

Nous retrouvons cette hypermnésie des souvenirs intellectuels signalée par une dame dans son auto-observation rapportée par Moreau, de Tours : « Je parlai de personnes

(1) Th. Gautier, In le journal *la Presse* cité, par Moreau de Tours.

(2) Brierre de Boismont, *Op. cit.*, p. 196 et suivantes.

que je n'avais pas vues depuis plusieurs années, je rappelai un dîner où j'assistai, il a y cinq ans, en Champagne; je voyais les personnages : le général H***, servait un poisson entouré de fleurs; il avait à sa gauche M. K***; ils étaient devant mes yeux, et, chose inouïe, je sentais que j'étais chez moi, que tout ce que je voyais s'était passé dans un temps éloigné ; cependant, il me paraissait là. Qu'éprouvais-je donc ? (1) »

Moreau, de Tours, a du reste insisté sur l'importance de la mémoire dans l'ivresse hachischique qui est « la source à laquelle les nouvelles idées s'alimentent, et la vivacité, l'éclat, la multiplicité des images et des tableaux excitent puissamment l'imagination qui les associe, et, à son tour, enfante de nouveaux produits (2). »

Cette exaltation de la mémoire explique l'influence que va avoir la musique sur le délire; avec Moreau, de Tours, nous admettons parfaitement que des idées tristes doivent être évoquées par un air triste, ce qui a lieu du reste à l'état normal, mais en plus grande abondance, puisque la rapidité de la pensée est plus grande. Aussi le délire pourra-t-il se systématiser, s'organiser presque dans le sens que l'on désire.

Mais, on pourra encore diriger son délire c'est-à-dire son hypermnésie, dans le sens qu'on voudra, sans l'aide de nulle sensation adjuvante comme point de départ de l'évocation d'une série : « Si vous manquez de musique, raconte M. Giraud, ou si vous préférez tirer de votre propre fonds les suggestions qui doivent donner tel ou tel genre de délire à votre extase, tel ou tel champ de manœuvres à vos recherches, telle ou telle dérivation à vos idées dominantes, plongez-vous dans le silence le plus absolu ; au besoin, bourrez vos oreilles de coton et là, seul avec vos pensées, utilisez ce qui vous reste de volonté pour braquer votre attention sur les sujets préférés. Dans ce cas, les images et les idées seront

(1) MOREAU, de Tours, *Op. cit.*, p. 17.
(2) MOREAU, de Tours, *Op. cit.*, p. 63.

en partie causées par votre moi, qui aura provoqué la série à laquelle il désirait avoir affaire; mais elles en seront indépendantes en partie, puisque vous ne connaissez pas d'avance celles qui vont surgir devant votre baguette magique. Pourquoi les unes plutôt que les autres ? Il y aurait bien une hypothèse à hasarder, ce serait d'expliquer par des *hypermnésies individuelles ou héréditaires* ces *pseudomnésies*, c'est-à-dire ces impressions singulières qui produisent l'illusion d'une ressouvenance et qui font dire à l'expérimentateur : il me semble que j'ai passé par là ». M. Giraud a remarqué que parmi les faits évoqués se trouvaient des rêves oubliés; il attribue ce phénomène à l'analogie du rêve et de l'état du hachisché.

Si la musique sert de point de départ à des séries diverses d'images, si l'on peut en se concentrant en soi-même, évoquer encore telle série que l'on désire, on peut aussi obtenir des illusions visuelles à l'aide de dessins, c'est ainsi que pour M. Richet, les dessins qui sont sur les murailles dans les endroits réservés aux fumeurs de hachisch, en Orient, sont destinés à provoquer ces illusions. Il est vrai que d'autres auteurs, M. Villard notamment, considèrent ces dessins comme le résultat de « l'imagination en délire », ce qui est possible, ainsi que le prouve l'exemple de Théophile Gautier qu'on a pu lire plus haut : « Les quatre murailles qui ferment l'espace rectangulaire qui sert de *maschechel*, sont couvertes de dessins grossièrement exécutés. Ce sont des hommes avec des cornes et une longue queue, des crocodiles, des tigres avec une tête humaine fumant un chibouk. Plus loin c'est une locomotive surmontée de narguilé dont le fourneau est environné de nuages et de fumée. Toutes ces grossières images sont entremêlées d'emblèmes et d'inscriptions arabes qui, expliquées par mon drogman, me paraissent assez lascives [1] ». Que ces dessins soient destinés à évoquer des images nouvelles ou soient au contraire le ré-

(1) F. Villard, *Du Hachisch*, etc.

sultat des visions dues au hachisch, il est certain, en tout cas, qu'ils peuvent être le point de départ d'illusions fréquemment constatées dans le cours de l'ivresse hachischique.

Un curieux phénomène enfin a été décrit par Baudelaire : « Il arrive quelquefois, écrit l'auteur des *Fleurs du Mal*, que la personnalité disparaît et que l'objectivité, qui est le propre des poètes panthéistes, se développe en vous si anormalement, que la contemplation des objets extérieurs vous fait oublier votre propre existence, et que vous vous confondez bientôt avec eux. Votre œil se fixe sur un arbre harmonieux courbé par le vent ; dans quelques secondes, ce qui ne serait dans le cerveau d'un poète qu'une comparaison fort naturelle deviendra dans le vôtre une réalité. Vous prêtez d'abord à l'arbre vos passions, votre désir ou votre mélancolie ; ses gémissements et ses oscillations deviennent les vôtres, et bientôt vous êtes l'arbre. De même, l'oiseau qui plane au fond de l'azur *représente* d'abord l'immortelle envie de planer au-dessus des choses humaines ; mais déjà vous êtes l'oiseau lui-même. Je vous suppose assis et fumant. Votre attention se reposera un peu trop longtemps sur les nuages bleuâtres qui s'exhalent de votre pipe. L'idée d'une évaporation lente, successive, éternelle, s'emparera de votre esprit, et vous appliquerez bientôt cette idée à vos propres pensées, à votre matière pensante. Par une équivoque singulière, par une espèce de transposition ou de quiproquo intellectuel, vous vous sentirez vous évaporant, et vous attribuerez à votre pipe (dans laquelle vous vous sentez accroupi et ramassé comme le tabac) l'étrange faculté de *vous fumer* (1). »

Nous aurons à reparler tout à l'heure du hachisch, en comparant son action à celle de l'opium. C'est à l'opium maintenant que nous allons nous adresser pour exalter la mémoire. Nous nous sommes livré sur nous-même à deux expériences, au moyen de l'opium, fumé selon toutes les

(1) Ch. Baudelaire, Le Théâtre de Séraphin *(Les Paradis artificiels).*

règles de l'art, car bien fumer est un art et les effets intellectuels varient avec la façon dont l'opium est d'abord préparé, puis fumé. Nous avons éprouvé les merveilleux effets de cette substance sur l'intelligence et pu aussi constater que les descriptions qu'on a faites, touchant ces effets, ne sont pas rigoureusement exactes.

De Quincey, dont on a si souvent cité les confessions, était un mangeur d'opium et non pas un fumeur. Aussi, n'y a-t-il pas lieu de s'étonner si sa description ne correspond pas exactement à celle que peut donner un fumeur. Il est certain, à coup sûr, que jamais un fumeur n'est arrivé si vite aux désastreux résultats qui forcèrent l'illustre opiophage à cesser pour toujours l'usage de sa drogue.

Quoi qu'il en soit, l'opium absorbé par les voies digestives provoque à coup sûr chez l'homme sain cet état d'hypermnésie dont nous allons parler plus loin. C'est ce qu'a fort bien fait ressortir Brierre de Boismont qui, en parlant de De Quincey, écrit ces mots : «Ainsi, la musique italienne qu'il entendait tous les samedis aux beaux temps de la Gressini, n'entrait pas dans ses oreilles comme une simple succession logique de sons agréables, mais comme les accents d'une sorcellerie, qui évoquait devant les yeux de son esprit toute sa vie passée; celle-ci vivait en lui, non par un effort de la mémoire, mais comme présente et incarnée dans la musique. Que de fois revit-il sur ce second théâtre allumé dans son esprit par l'opium et la musique, les routes et les montagnes qu'il avait parcourues, écolier émancipé, et ses aimables hôtes du pays de Galles, et les ténèbres coupées d'éclairs des immenses rues de Londres, et ses mélancoliques amitiés et ses longues misères, consolées par l'espoir d'un meilleur avenir (1). »

Mais revenons aux fumeurs d'opium, après cette citation nécessaire pour montrer l'identité d'action (en ce qui con-

(1) B. de Boismont, *Op. cit.*, p. 183.

cerne le phénomène principal) de l'opium mangé et de l'opium fumé.

Signalons en passant, pour être complet, l'étude assez courte, consacrée par Richet aux fumeurs d'opium, dans les *Poisons de l'Intelligence*, et adressons-nous maintenant à des documents plus modernes.

M. le professeur agrégé Le Dantec, médecin de 1re classe de la marine et répétiteur à l'Ecole principale du service de santé de la marine à Bordeaux, a bien voulu nous faire part du résultat de ses expériences personnelles faites primitivement dans le but d'écrire une étude sur les fumeurs d'opium. Voici la note que nous a remise M. Le Dantec :

« Me trouvant en Cochinchine, en 1880, et voulant faire ma thèse sur les *fumeurs* d'opium, je me suis livré sur moi-même à une série d'observations dont voici les conclusions générales :

» 1° Il est nécessaire de bien savoir aspirer la fumée d'une pipe d'opium en une seule inspiration autant que possible.

» 2° On peut considérer trois degrés dans l'intoxication par l'opium.

» Dans le premier degré, que j'appellerai *phase d'excitation*, phase que l'on obtient avec une, deux ou trois pipes d'opium chez les jeunes fumeurs (car chez les fumeurs invétérés la dose doit être sensiblement supérieure), on observe une *excitation cérébrale* caractérisée surtout par de l'hypermnésie.

» Dans cette phase, on se rappelle les moindres faits de son existence, les moindres anecdotes des diverses lectures faites plusieurs années auparavant.

» La mémoire des noms, qui fait si souvent défaut aux colonies, est d'une exactitude remarquable.

» La parole est facile et les mots coulent de source sans aucune hésitation.

» En même temps que l'hypermnésie, on constate de l'*hyperidéation* et l'*hyperassimilation*. Le travail intellectuel est facile et très fructueux. Aussi m'est-il arrivé de fumer une ou deux pipes d'opium et de travailler ensuite jusqu'à une heure avancée de la nuit, avec une lucidité extraordinaire et sans fatigue aucune.

» *Deuxième degré.* — Phase de bien-être que j'obtenais au moyen de quatre à cinq pipes d'opium. Allongé sur sa chaise longue, on voit, on entend tout ce qui se passe autour de soi, mais on se garde bien de répondre aux questions qu'on vous pose. Cela coûte trop d'effort et on ne veut pas interrompre la douce béatitude dont on jouit. De temps en temps, quelques démangeaisons viennent interrompre cet état de torpeur intellectuelle, état vraiment délicieux.

» *Troisième degré.* — C'est la phase de l'ivresse. Je n'ai poussé jusque-là l'expérience qu'une seule fois.

» Cette phase est caractérisée: 1° par une *hyperacousie* très prononcée. Un coup de *tam-tam* donne la même sensation qu'un coup de canon ;

» 2° Par une succession d'idées, de personnes, d'images qui défilent pour ainsi dire devant les yeux et sur lesquelles on ne peut pas arrêter l'attention ;

» 3° Par une parésie de la vessie. La miction ne se fait qu'après quinze à vingt minutes d'attente. Cette troisième phase est désagréable et tout bon fumeur d'opium s'arrête à la phase de bien-être. »

Après cet intéressant résumé des effets de l'opium, nous ne saurions mieux faire pour donner une observation plus complète que nous adresser à M. le docteur Laurent, médecin de seconde classe de la marine, qui dans une communication fort remarquée au dernier « Congrès des médecins aliénistes et neurologistes », tenu à Nancy au mois d'août 1876, a fort bien décrit l'ivresse des fumeurs d'opium. M. Laurent a bien voulu nous confier son manuscrit; c'est sur ce manuscrit que nous allons nous guider, d'autant plus que nos deux expériences personnelles nous ont permis de constater la véracité des opinions de cet auteur, qui, le premier, a émis des idées originales sur l'opium et ses effets psychiques.

« Tout d'abord, dit le docteur Laurent, insistons sur ce fait que nous ne voulons parler que de l'opium fumé, le fumeur est aussi différent de l'opiophage que l'amateur de cigares pourrait l'être de celui qui les avalerait. La plupart des alcaloïdes, la morphine en particulier, n'étant que peu ou point volatils à 250° température moyenne à laquelle l'opium bout, dégageant la vapeur bleuâtre, vapeur et non fumée que le fumeur absorbe, cette vapeur est beaucoup moins toxique que l'opium lui-même, et les résidus, 95 0/0 environ de l'opium employé sont d'autant plus toxiques que, fumés à nouveau, ils ne se décomposent qu'à une température plus élevée, la vapeur contenant alors plus d'alcaloïdes. Quelques intoxiqués brûlent même leurs pipes et absorbent la fumée, plus forte encore et qu'ils préfèrent ainsi. »

Le premier effet qu'on constate dans l'ivresse du fumeur est l'excitation de la mémoire qui se traduit par une abondance de paroles plus grande. Cette période d'excitation varie naturellement avec la dose fumée. Le fumeur tombe ensuite endormi ; ce sommeil, si cette dose fumée est trop forte, est remplacé par une somnolence, un état de rêverie délicieux. C'est ce que nous avons éprouvé lors de notre première expérience. Nous devions faire un long parcours, deux de mes camarades et moi, pour aller nous coucher ; très calmes, mais un peu étourdis par l'air frais de la nuit et la marche, nous accomplîmes ce parcours dans un état assez normal ; je dois dire pourtant que mes deux amis vomirent à deux reprises, vomissements sans nausées du reste. Une fois au lit un calme délicieux s'empara de nous, un état de rêverie dans lequel les idées se succédaient avec une rapidité merveilleuse ; je me sentais bien, c'est la seule expression qui puisse rendre le bien-être physique et moral que j'éprouvais. Je n'ai certes pas dormi deux heures cette nuit-là. A cinq heures du matin j'étais levé et en train d'écrire mes impressions, fait à noter, étant donnée ma paresse habituelle à quitter le lit et aussi l'heure tardive (une heure du matin) à laquelle je m'étais couché. A six heures un de mes camarades m'appela, tourmenté de savoir où en étaient ses réflexes : ils étaient fort diminués ainsi que sa sensibilité, ce qui était d'autant plus remarquable qu'il est plutôt hyperesthésique à l'état normal. A ma seconde expérience, qui eut lieu de jour, j'ai passé une après-midi délicieuse à rêver sur mon lit; mais forcé par les nécessités du service à me lever vers six heures du soir, j'ai vomi à plusieurs reprises, ce qui m'obligea à me recoucher. Le bien-être a alors recommencé et je me suis un peu plus tard endormi d'un délicieux sommeil. D'où la nécessité, croyons-nous, pour le fumeur novice de rester étendu immobile. Cet état de rêverie m'a paru d'autant plus digne d'attention, que je n'éprouvais aucune envie de m'endormir bien que la nuit fût fort avancée. C'est donc une différence à remarquer avec la cruelle insomnie; et si le besoin de dormir, si l'ennui ne se font pas sentir cela tient évidemment, d'abord à des causes physiques, mais aussi à une cause intellectuelle. Cette cause intellectuelle est sans nul doute cette merveilleuse évocation des idées qui enchante et ravit l'esprit.

M. Laurent a fort bien caractérisé la rêverie de l'opium en la qualifiant d'*hypermnésie latente*. « Ce sont, dit-il, des tableaux grisâtres ondulant devant l'esprit qui n'a même pas la force de s'apercevoir de ses pensées ; une sorte de stupeur intelligente car l'esprit sent qu'il travaille dans son inconscient, en dehors de ces pensées si vagues que le même sujet peut occuper des heures l'esprit qui le retourne sans jamais s'en lasser.

» Mais tout à coup une excitation par l'acte moteur, verbal ou graphique, change tout ; brusquement la stupeur cesse, les yeux s'animent, la mémoire des mots et des faits, la vision mentale deviennent nettes. c'est l'hypermnésie décrite plus haut qui se manifeste sans transition, puis la conversation finie, la lettre ou la page écrite, si l'on s'allonge, la rêverie revient aussitôt. Cette influence de l'acte moteur sur la forme de la pensée serait à méditer des psychologues : des fumeurs me disaient, l'un que sa plume ou sa parole accouchaient sa pensée, l'autre que lorsqu'il rêvait il sentait confusément ses idées se produire comme derrière un voile et que brusquement l'acte expression de l'idée venait déchirer ce voile.

» Cette hypermnésie, cette facilité, nous le répétons encore, ne sont que factices et ne font que remonter momentanément à son niveau maximum ou moyen une intelligence amoindrie. L'opium, poison psychique est mauvais comme eux tous, un peu plus que le tabac, beaucoup moins que l'alcool. »

Pour M. Laurent, si la mémoire d'évocation, est exaltée il n'en est pas ainsi pour la mémoire d'acquisition et cela en raison de l'impossibilité de fixer l'attention. Ici la description est un peu différente de celle de M. Le Dantec. Toutefois M. Laurent admet le pouvoir de travailler, mais la plume à la main, ce qui est une preuve de plus en faveur de « l'excitation de la pensée par l'acte moteur verbal ou graphique ». Mais le travail mental pur lui semble impossible : il pense que « ce serait bâtir sur le sable ».

Nous n'avons eu pour but que d'étudier les effets psychiques de l'opium, et cela dans la période d'intoxication aiguë; aussi ne suivrons-nous pas M. Laurent plus loin dans son intéressante description. Nous renvoyons à sa communication ceux qu'intéresse cette question du fumeur d'opium; ils y trouveront une description parfaitement exacte des effets de ce poison intellectuel et d'ingénieuses hypothèses notamment celle qu'émet l'auteur pour expliquer le « *quare facit dormire* » de l'opium. Effet curieux, en effet, pour un excitant cérébral que de provoquer le sommeil, anomalie qui n'avait pas échappé à Richet mais dont M. Laurent le premier semble donner une raison plausible.

L'opium et le hachisch étant les deux poisons intellectuels de beaucoup les plus intéressants, nous croyons nécessaire d'établir une courte comparaison entre leurs effets respectifs. Tout d'abord, dans l'intoxication aiguë par l'opium on n'a jamais constaté d'illusions ni d'hallucinations, phénomènes au contraire très fréquents dans l'ivresse hachischique.

En second lieu, l'hypermnésie chez le hachisché est beaucoup plus intense que chez le fumeur d'opium. Avec le hachisch, comme l'a si bien dit M. Richet: « C'est un feu d'artifice perpétuel, une gerbe de feu qui éclate dans toutes les directions. L'idée succède à l'idée avec une rapidité vertigineuse. Les pensées vont, viennent, se pressent en désordre, sans loi apparente, en réalité suivant les lois fatales de l'association des idées et des impressions ». Et cette rapidité de la pensée explique l'incohérence du langage, incohérence qui n'existe jamais chez le fumeur d'opium. M. Laurent insiste lui aussi à plusieurs reprises sur cette différence d'intensité : « Dans le hachisch, l'hypermnésie est plus intense, bien que ses effets soient masqués par la multiplicité des sensations actuelles. Il me souvient pourtant, en ayant pris, et voulant me rappeler un détail, voir devant moi le livre des *Poisons de l'intelligence* de M. Ch. Richet et le relire ». Après le hachisch, on se souvient de tous les phénomènes de son délire et cette persistance des souvenirs est comparée par M. Laurent à celle que nous avons signalée chez les maniaques guéris. Après l'opium au contraire cette persistance des souvenirs est bien faible sinon nulle. Nous-même, nous ne serions pas capable de retrouver actuellement une seule de ces idées innombrables qui ont défilé dans le champ de notre conscience lors de nos deux expériences sur l'opium.

Ainsi dans le hachisch il y a hypermnésie plus intense donnant lieu à cette curieuse illusion de l'allongement du temps et de l'espace dont la cause n'est autre en effet que la rapidité plus grande de la pensée...

Nous ne dirons qu'un mot sur le *thé*, le *maté* et le *café*. Ces trois excitants intellectuels agissant surtout en augmentant l'intensité de la volonté et de l'attention, s'opposent absolument à la production de l'hypermnésie puisqu'elles exaltent au lieu de diminuer les deux facteurs contraires au libre jeu de l'association des idées. Ils rendent donc la mémoire de fixation plus aisée et si parfois ils facilitent l'évocation des images, c'est une évocation volontaire qui se produit, laquelle est précisément le contraire de l'hypermnésie.

Ainsi, en résumé, l'hypermnésie est la traduction même de l'état intellectuel produit par les intoxications que nous venons d'étudier ; c'est là un point de ressemblance avec l'excitation maniaque ; ce n'est pas le seul et M. Laurent a justement rapproché l'opiumane et le hachisché du maniaque et, ajoute-t-il, du neurasthénique, car tous *dorment à peine* et sont *rebelles à l'hypnose*. Pour nous, il est surtout intéressant de constater l'identité des troubles de la mémoire passive dans la folie et dans les délires toxiques.

CONCLUSIONS GÉNÉRALES

L'étude que nous avions entreprise est maintenant terminée. Si l'on nous reproche le trop grand nombre de citations que nous avons dû faire dans le cours de cet ouvrage, nous répondrons par une dernière empruntée à Ribot : « Ce procédé n'est pas littéraire, mais il est instructif ». Or, nous aussi nous avons cherché à être instructif.

Du reste, l'originalité d'un livre scientifique ne réside pas toujours dans la personnalité du style, il faut tenir compte de la manière de présenter les faits. Nous avons réuni le plus grand nombre de faits possible. Et nous avons jugé inutile de nous livrer à un travail de démarquage, préférant leur conserver avec la responsabilité de leurs auteurs le propre de leur style. C'est pourquoi nous avons transcrit *in extenso* et textuellement les plus importants d'entre eux. Notre mérite, si toutefois on veut bien nous en accorder, a été dans la manière de grouper ces observations, de les rapprocher, pour en faire jaillir, naturellement, les déductions nécessaires. Nous avons pris, du reste, notre bien partout où nous l'avons trouvé ne craignant pas de nous adresser aux écrivains les plus divers et ce, pour entraîner la conviction par une accumulation imposante de preuves.

Nous n'indiquerons pas maintenant toutes les conclusions qui découlent des nombreuses pages que nous venons d'écrire ; nous nous sommes efforcé à propos de chaque question et de chaque chapitre d'indiquer ces conclusions spéciales, de signaler les lacunes, d'appeler l'attention sur ce qui resterait à étudier.

Mais il faut au moins en finissant un ouvrage donner les conclusions les plus générales qui en sont la raison même.

Aussi, dirons-nous que jusqu'ici il avait été décrit sous le nom d'*hypermnésies* des phénomènes appartenant à trois classes bien différentes. Aucun auteur avant nous n'a nettement établi cette distinction bien que plusieurs l'aient pressentie ou même virtuellement indiquée.

Les hypermnésies permanentes que nous avons appelées hypertrophies générales et partielles de la mémoire sont des troubles pathologiques consistant dans le développement anormal d'une fonction.

Les gens doués de pareilles aptitudes sont des personnes qui fixent et conservent un plus grand nombre d'images que le reste des hommes. Ils évoquent également plus facilement et plus rapidement leurs souvenirs, qu'ils reconnaissent et localisent avec une merveilleuse précision. Puisque par un point ils ne sont pas semblables aux individus qui les entourent, par cela même ils sont sinon des malades, du moins des anormaux. Et plus l'hypertrophie de leur mémoire sera partielle, plus ils seront anormaux, semblables à ces arbres de structure minuscule portant des fruits énormes.

Nous avons alors réservé le terme *hypermnésie* pour désigner uniquement un trouble de l'évocation des images.

La mémoire agissant par pur automatisme, en l'absence de l'attention et de la volonté, ramènera à la conscience des souvenirs oubliés que nous avons consenti à appeler hypermnésies. Les hypermnésies, on le comprend, pourront se produire dans tout état d'émotion intense qui a concentré l'attention sur un seul point, laissant au moi subconscient, c'est-à-dire à l'automatisme, le soin de penser. C'est ce qui se produit dans l'hypnotisme et le spiritisme. Enfin, dans les états où l'attention est supprimée (sommeil naturel), de pareils phénomènes sont possibles et même fréquents.

Mais nous avons surtout réservé le nom d'hypermnésie à l'accélération du troisième temps de la mémoire. Cette accélération faisant penser dix, vingt fois plus vite devra, pour que la continuité cérébrale ne s'interrompe pas un instant, puiser dans la réserve des souvenirs. Et, par un mécanisme semblable au précédent, mais fonctionnant beaucoup plus vite, nous aurons obtenu le même effet. L'hypermnésie n'est donc qu'un mode particulier de l'association des idées, avec ou sans rapidité de la pensée. Cette hypermnésie est la caractéristique même de l'état maniaque, que celui-ci soit, du reste, vésanique ou symptomatique d'une lésion organique comme dans la période prodomique de la paralysie générale progressive. C'est aussi la caractéristique de l'état de la pensée dans les intoxications par l'alcool, le chloroforme, le hachisch, l'opium.

Quant à la cause de cette rapidité plus grande de la pensée, elle n'est autre, naturellement, qu'une accélération du jeu des cellules corticales. Mais quelle est, à son tour, la cause même de cette accélération ? C'est quelquefois l'anémie ou bien, au contraire, la congestion cérébrale. C'est peut-être aussi la présence de toxines ou de poisons dans le sang, lesquels poisons n'agissent, sans doute, qu'en provoquant par voie réflexe cette congestion ou cette anémie cérébrales. Questions complexes que seules des expériences précises pourront peut-être élucider.

Mais comment expliquer, par exemple, cette hypermnésie si connue des noyés, alors que l'amnésie est de règle dans le *suicide* par pendaison? Dans les deux cas, pourtant, il y a asphyxie; aussi croyons-nous qu'on peut d'avance éliminer toute hypothèse d'action de la part des gaz de la respiration. Notre ami, le docteur Gauducheau, nous a proposé la théorie suivante qui est peut-être vraie : Dans la pendaison, il y a compression des carotides et, par conséquent, anémie cérébrale. Au contraire, au début de l'asphyxie, par immersion il y a, et cela à cause des réflexes cutanés et pulmonaires, rapidité plus grande du pouls grâce à l'action du pneumogastrique, c'est-à-dire qu'il se produit de plus grands échanges nutritifs dans le cerveau et, par suite, hyperactivité cérébrale.

Une hypermnésie qui est plus facile à expliquer, est celle qui se produit après un traumatisme. Nous avons dit qu'elle n'était qu'un résultat de l'irritation cérébrale qui, limitée dans d'autres cas à une zone motrice, produit l'épilepsie jacksonienne. Ici c'est une cellule intellectuelle qui est irritée et qui produit de la pensée.

Du reste nous n'insisterons pas sur ces questions d'étiologie qui sont encore à l'étude. Nous avons bien rangé les hypermnésies d'après leurs causes, voulant surtout les considérer comme *symptôme morbide,* mais nous n'avons pas voulu approfondir ces causes.

Il reste donc un vaste champ d'expérience pour le physiologiste et le psychologue. Le premier pourra chercher les causes de l'hyperactivité cérébrale; le second, s'occuper des diverses variétés d'hypermnésies en examinant quelle variété de mémoire est plus spécialement en jeu. Ce sera à lui d'approfondir surtout cette intéressante question des hypermnésies affectives que nous avons signalées plusieurs fois.

Si ce modeste travail peut suggérer à quelqu'un de diriger ses recherches dans la voie que nous avons essayé de tracer, nous serons satisfait. Notre seule ambition a été de fournir un point d'appui solide, de construire une base qui puisse servir de point de départ à de prochaines études, et, sans en résoudre aucune, de soulever plusieurs questions intéressantes que d'autres voudront sans doute approfondir.

ERRATUM

Au Chapitre premier, page 36, au lieu de *ce que nous savons de la localisation des images,* lire *ce que nous savons de la localisation des images verbales.*

Nous avions en effet en vue seulement la mémoire verbale, car pour ce qui est des autres images et de leurs localisations diverses, nous avons aujourd'hui d'autres notions. On sait pertinemment que les images visuelles sont conservées dans le lobe occipital au niveau du *cunéus*, et beaucoup de physiologistes pensent que les *images motrices kynesthésiques* se trouvent localisées dans la région *rolandique*.

INDEX BIBLIOGRAPHIQUE

1er Siècle de l'ère chrétienne ? — ARÉTÉE DE CAPPADOCE. Œuvres (traduction latine : Aretœi Cappadocis medici insignis ac vetustissimi libri septem a Junio Paulo Crasso..., 1768.)

1778. — M. TISSOT. Traité des nerfs et de leurs maladies, Paris et Lausanne.

1809. — Ph. PINEL. Traité médico-philosophique sur l'aliénation mentale, 2a édition, Paris.

1812. — TOLLARD. Article « Amnésie » (In *Dictionnaire des sciences médicales*).

1817. — J.-B. FODÉRÉ. Traité du délire appliqué à la médecine, à la morale et à la législation, 2 vol., Paris.

1819. — J.-P.-F. DELEUZE. — Histoire critique du magnétisme animal, 2e édition, Paris.

1819. — F.-J. GALL. Anatomie et physiologie du système nerveux en général et du cerveau en particulier, Paris.

1819. — LOUYER-WILLERMAY. Article « Mémoire » (In *Dictionnaire des sciences médicales*, t. XXXII, Paris).

1826. — ROSTAN. Traité élémentaire de diagnostic et de pronostic.

1827. — G. SABATIER (l'Abbé). Exposé et défense de la croyance catholique sur la Possession du Démon, Tournon.

1828. — F.-J.-V. BROUSSAIS. De l'Irritation et de la Folie (ouvrage dans lequel les rapports du Physique et du Moral sont établis sur les bases de la médecine physiologique), Paris.

1839-1857. — F. LEURET et P. GRATIOLET. Anatomie comparée du système nerveux considéré dans ses rapports avec l'intelligence, Paris.

1839. — U. TRÉLAT. Recherches historiques sur la folie, Paris.

1840. — E.-A. BLANDET. De l'Hypermnésie ou de l'exaltation de la mémoire (Th. Paris).

1845. — Brierre de Boismont. Des Hallucinations, Paris.

1845. — L.-F. Calmeil. De la Folie considérée sous le point de vue pathologique, philosophique, historique et judiciaire, etc., Paris.

1845. — J. Moreau (de Tours). Du Hachisch et de l'Aliénation mentale. Paris.

1846. — E. Jacoby. Biographie de Henri Mondeux, le jeune pâtre calculateur de la Touraine, Paris.

1847. — J.-J. Sauvet. De l'Inhalation de l'éther et de ses effets psychologiques. Expérimentation personnelle (In *Annales médico-psychologiques*, 1re série, t. X).

1850. — M. Parchappe. Symptomatologie de la folie (In *Annales méd. psych.*, 2e série, t. II).

1852. — Morel. Etudes cliniques. Traité théorique et pratique des maladies mentales, considérées dans leur nature, leur traitement, etc., 2 vol., Nancy et Paris.

1860. — Brierre de Boismont. Les Révivalistes (Feuilleton du 5 janvier de l'*Union médicale*).

1860. — A. Maury. Le Somnambulisme naturel et l'Hypnotisme (In *Revue des Deux-Mondes*, t. XXV).

1860. — La Magie et l'Astrologie dans l'Antiquité et au Moyen-Age, Paris.

1860. — Maury et Michéa. Discussion sur le Somnambulisme (Séance du 28 novembre 1859 de la Société Médico-Psychologique (In *Annales méd. psych.*. 3e série, t. VI).

1860. — Morel. Traité des Maladies mentales, Paris.

1861. — Maury. Le Sommeil et les Rêves, Paris.

1862. — Marcé. Traité pratique des Maladies mentales, Paris.

1865. — M.-J. Tissot. Les possédées de Morzine, ou le diable qui n'y voit goutte, Paris.

1866. — Falret. Discussion sur le somnambulisme à la Société Médico-Psychologique, séance du 8 janvier (In *Ann. méd. psych*).

1867. — H. Maudsley. La Pathologie de l'Esprit, Londres (traduction du docteur Germont, Paris 1883).

1867. — H. Sentoux. De la surexcitation des facultés intellectuelles dans la folie (Th. Paris).

1869. — Campagne. Traité de la Manie raisonnante, Paris.

1869. — A. Lacassagne. Des phénomènes psychologiques avant, pendant et après l'anesthésie provoquée (In *Mémoires de l'Académie impériale de Médecine*, t. XXIX).

1869. — J. Moreau (de Tours). La psychologie morbide dans ses rapports avec la philosophie de l'histoire ou de l'influence des névropathies sur le dynamisme intellectuel, Paris.

1869. — Semelaigne. Etudes historiques sur l'aliénation mentale dans l'antiquité, Paris.

1870. — F. Lagardelle. La mémoire et la folie, Saint-Maixent.

1870. — H. Taine. De l'Intelligence, Paris.

1872. — F. Villard. Du Hachisch, étude clinique, physiologique et thérapeutique (Thèse Paris).

1873. — Bain. Les sens et l'intelligence (trad. Cazelles, Paris).

1873. — Ribot. L'Hérédité, Paris.

1874. — A. Foville fils. Article « Idiotie » (In *Nouveau Dictionnaire de Médecine et de Chirurgie Pratiques*, t. XVIII).

1874. — W. Sander, Ueber Erinnerungstaüschungen (In *Archiv. für Psychiatrie und Nervenkrankheiten*, t. IV, Berlin).

1876. — A. Pick. Zur Casuistick der Erinnerungstaüschungen (In *Archiv. für Psych.*, t. VI, Berlin).

1877. — W. Carpenter. Principles of mental physiology with their applications to the training and discipline of the mind and the study of its morbid conditions (fourth edition), London.

1879. — Delaunay. Communication à la Société de Biologie.

1879. — Delbœuf. Le Sommeil et les Rêves (In *Revue Philosophique*, t. VIII).

1879. — P. Dupuy. Etude psycho-physiologique sur le sommeil (In *Journal de Médecine de Bordeaux*).

1879. — J. Luys. Le Cerveau et ses Fonctions, Paris.

1879. — E. Régis. De la dynamie ou exaltation fonctionnelle au début de la paralysie générale progressive (In *Ann. Médico-Psych.*, 6e série, t. II).

1880. — Delbœuf. Le Sommeil et les Rêves (In *Revue Philosophique*, t. IX).

1881. — J. Giraud. L'art de faire varier les effets du hachisch (In *L'Encéphale*).

1881. — J.-M. Guardia. Les Maladies de la Mémoire (In *Revue Scientifique*).

1881. — E. Régis. Note sur le diagnostic différentiel de la folie à double forme et de la paralysie générale progressive (In *L'Encéphale*).

1881. — Zaborowski. La Mémoire et ses Maladies (In *Bulletins de la Société d'Anthropologie de Paris*).

1882. — E. Régis. Les Aliénés peints par eux-mêmes (In *L'Encéphale*).

1883. — E. Régis. Les Aliénés peints par eux-mêmes (In *L'Encéphale*).

1883. — Salivas. De l'influence exercée sur l'état mental par l'approche de la mort (Th. Bordeaux).

1883. — J. Sully Les Illusions des Sens et de l'Esprit, Paris.

1884. — Kussmaul. Les Troubles de la parole (trad. Rueff), Paris.

1884. — Legrand du Saulle. Les Maladies de la Mémoire (troubles morbides multiples; conditions pathogéniques et étiologiques; valeur diagnostique et pronostique (In *Gazette des Hôpitaux*).

1884. — Ch. Richet. L'Homme et l'Intelligence, Paris.

1885. — Fauvelle. Des Idées et de la Mémoire (In *Bulletins de la Société d'Anthropologie de Paris*, t. VIII, 3e série).

1885. — A. Fouillée. La survivance et la sélection des idées dans la mémoire (In *Revue des Deux-Mondes*, t. LXIX).

1885. — A. Fouillée. La mémoire et la reconnaissance des souvenirs (In *Revue des Deux-Mondes*, t. LXX).

1885. — Paul Moreau (de Tours). Fous et bouffons, étude physiologique, psychologique et historique, Paris.

1885. — Th. Ribot. Les Maladies de la Mémoire, Paris.

1885. — Rouillard. Essai sur les Amnésies principalement au point de vue étiologique (Th. Paris).

1886. — Babilée. Des troubles de la Mémoire dans l'Alcoolisme et plus particulièrement de l'Amnésie alcoolique (Th. Paris).

1886. — G. Ballet. Le Langage intérieur et les différentes formes de l'Aphasie, Paris.

1886. — Beaunis. Le Somnambulisme provoqué, Paris.

1886. — Bernheim. De la Suggestion et de ses applications à la thérapeutique, Paris.

1886. — Dichas. — Etude de la Mémoire dans ses rapports avec le Sommeil hypnotique (Th. Bordeaux).

1886. — P. Gibier. Le Spiritisme, Paris.

1887. — Baret. De l'Etat de la Mémoire dans les Vésanies (Th. Paris).

1887. — Binet et Féré. Le Magnétisme animal, Paris.

1887. — Cacarrié. Essai sur les Amnésies toxiques (Th. Paris).

1887. — V. Parant. De la Suractivité intellectuelle, sans délire ni démence, dans la période prodromique de la paralysie générale (In *Annales médico-psych.*).

1887. — Ph. Tissié. Les Aliénés voyageurs (Th. Bordeaux).

1888. — V. Parant. La Raison dans la Folie, Paris.

1888. — Rouillard. Les Amnésies, valeur séméiologique, étiologie, classification (In *L'Encéphale*).

1889. — Ch. Féré. Note pour servir à l'histoire de l'état mental des mourants (In *Comptes rendus hebdomadaires des Séances et Mémoires de la Société de Biologie*) 2e série, t. I, Paris.

1889. — J. Hughlings-Jackson. On a particular variety of epilepsy « intellectual aura » (In *Brain*, t. XI).

1889. — P. Janet. L'automatisme psychologique, Paris.

1890. — Ph. Tissié. Les Rêves: physiologie et pathologie, Paris.

1891. — A. Pitres. Leçons cliniques sur l'Hystérie et l'Hypnotisme, faites à l'hôpital Saint-André de Bordeaux, 2 vol., Paris.

1891. — James Ross. On Memory, read at a meeting of the Neurological Society in December 1890 (In *Brain*, vol. XIV).

1891. — W. Scripture. Arithmetical prodigies, reprinted from *the American Journal of Psychology*, vol. IV, Worcester.

1892. — A. Binet. Les Altérations de la Personnalité, Paris.

1892. — Binet et Philippe. — Notes sur quelques calculateurs de profession (In *Revue philosophique*, t. XXXIV).

1892. — Charcot. Rapport sur le calculateur Inaudi (In *Comptes rendus hebdomadaires des Séances de l'Académie des Sciences*, t. CXIV, séance du 7 juin).

1892. — Hack Tuke. A dictionary of psychological medicine, London.

1892. — Ch. Laurent. Des Etats seconds (variations pathologiques du champ de la conscience). (Th. Bordeaux.)

1892. — E. Régis. Manuel pratique de médecine mentale, 2e édition, Paris.

1892. — Rouillard. Les Amnésies (In *Gazette des Hôpitaux*, 7 mai).

1892. — P. Sollier. Les Troubles de la Mémoire, Paris.

1893. — Charcot et Binet. Un calculateur du type visuel (In *Revue philophique*, t. XXXV).

1893. — Rells. La Psychologie de la Prestidigitation (In *Revue Scientifique*, t. LII).

1894. — A. Binet. Introduction à la psychologie expérimentale. Paris.

1894. — A. Binet. Psychologie des grands calculateurs et joueurs d'échecs, Paris.

1894. — L. Dugas. Sur la fausse mémoire (*Revue Philosophique*, t. XXXVII).

1894. — A.-C. Hartley. Les sensations d'un noyé (*Revue Scientifique*).

1894. — Th. Ribot. Recherches sur la mémoire affective (In *Revue Philosophique*, t. XXXVIII).

1894. — Ph. Tissié. Psychologie de l'entrainement intensif (communication faite à l'Ass. franç. pour l'Avancement des Sciences). (In *Revue Scientifique*, 4e série, t. II.)

1894. — E. RÉGIS. Note sur l'amnésie rétrograde après les tentatives de suicide par pendaison (*Archives Cliniques de Bordeaux*, t. III).

1895. — ESCANDE DE MESSIÈRES. Les Rêves chez les Hystériques (Th. Bordeaux).

1895. — J. COURTIER. Illusions de la mémoire. Les Paramnésies (In *L'Année Psychologique*, 1894, Paris).

1896. — F.-L. ARNAUD. Un cas d'illusion du « Déjà Vu » ou de « Fausse Mémoire » (In *Annales médico-psychologiques*).

1896. — Ch. LAURENT. Communication au Congrès des Médecins Aliénistes et Neurologistes, 7e session, Nancy.

1896. — Enrico MORSELLI. Manuale di semejotica delle malattie mentali, Milan.

1896. — Ch. DU PASQUIER. Le plaisir d'aller à bicyclette (In *Revue Scientifique*, 1er août).

1896. — A. PITRES. Discours d'ouverture du Congrès français de Médecine, 3e session, août 1896, Nancy.

1896. — RÉGIS. Un enfant précoce (In *Journal de Médecine de Bordeaux*, 12 juillet).

1896. — F. ROLAND. De la suppression des sensations et de ses effets sur l'activité psychique (mai-juillet).

LAROUSSE. — Grand dictionnaire universel du XIXe siècle. Articles divers.

Blaise PASCAL. — Pensées.

Thomas DE QUINCEY. — Confessions d'un mangeur d'opium.

Charles BAUDELAIRE. — Les Paradis artificiels.

Pierre LOTI. — Le Roman d'un Enfant.

Pierre LOTI. — Le Livre de la Pitié et de la Mort.

Gabriel D'ANNUNZIO. — L'Enfant de Volupté.

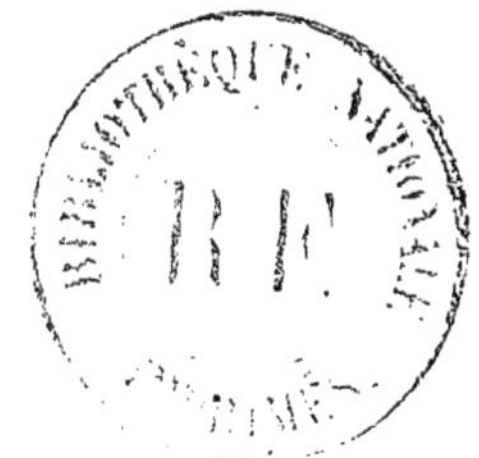

TABLE DES MATIÈRES

Pages.

Bordeaux. — Imp. du Midi, 91, rue Porte-Dijeaux.

www.ingramcontent.com/pod-product-compliance
Ingram Content Group UK Ltd.
Pitfield, Milton Keynes, MK11 3LW, UK
UKHW012204240726
13966UKWH00002B/570